CARE
Good Care ,
Good Living

CARE
Good Care ,
Good Living

CARE
Good Care ,
Good Living

care 66

物理治療師教你
行動輔具怎麼選怎麼用

作　　者：楊忠一

插　　畫：小瓶仔

責任編輯：劉鈴慧

美術設計：張士勇

校　　對：陳佩伶

出 版 者：大塊文化出版股份有限公司

台北市10550南京東路四段25號11樓

www.locuspublishing.com

讀者服務專線：0800-006689 TEL：(02) 87123898　FAX：(02) 87123897

郵撥帳號：18955675　戶名：大塊文化出版股份有限公司

法律顧問：董安丹律師 顧慕堯律師

總 經 銷：大和書報圖書股份有限公司

地　　址：新北市五股工業區五工五路2號

TEL：(02) 89902588 (代表號)　FAX：(02) 22901658

製　　版：瑞豐實業股份有限公司

初版一刷：2019年11月

定　　價：新台幣420元

ISBN：978-986-5406-27-1

Printed in Taiwan

物理治療師教你

行動輔具
怎麼選怎麼用

楊忠一／著

目錄

序

輔具，不是用病名來選的

楊忠一 / 自序

　　2004 年 10 月 1 日 新北市輔具資源中心開幕，我跟夥伴們也從那天起，開始了全職的輔具服務工作。十多年來我們累積了許多輔具使用上常見的問題；也與失能者的家屬、照顧服務員、長照專員、醫療人員、實習學生、輔具銷售人員等，分享輔具的種種適用狀況與使用技巧。

　　輔具，顧名思義是在輔助失能者的用具；並非是由病名來做依據，應該是以個案「功能狀況」所需要的為選擇標準。許多失能朋友或其家屬，錯估了個案的行動能力，沒有接受選用輔具的評估與建議，自行用了錯誤的輔具，往往增加個案往後復健

及生活上的困難度。在我工作的新北市輔具資源中心，便有物理治療師、職能治療師，陪同身障朋友試用體驗，也提供了輔具補助的申請協助。

依目前我國現行的「CNS 15390 身心障礙者輔具分類與術語」，將輔具定義為：特別生產或一般用於預防、補償、監測、減輕或緩和機能損傷、活動限制、參與侷限的任何產品。品項包括裝置、設備、儀器、技術和軟體，只要能夠幫助人類達到活動及各種功能目的，輔助器具與工具都算在列。從這定義中可以發現，輔具所要幫助的是「具體的功能」，而不是「治療或減輕疾病」。

不過一般人常在得到疾病或因意外造成身體的損傷，醫師做出診斷後，會建議病患：「開始需要使用輔具了。」但臨床上會有很多民眾會問：

「中風要用什麼輔具？」

「帕金森氏症要用什麼輔具？」

「失智症要用什麼輔具？」

諸如此類，就是典型的「用病名來選輔具」。

因為疾病都有各自的病理機轉、不同的嚴重程度，一般非專業的人其實難以了解。而輔具需求其實是與功能相關，與疾病本身並不直接相關，因此「以功能狀況來確定輔具需求」是更直接、更簡單、更有效率的方式。

臨床上我們常遇到慌張的家屬：

「我爸爸中風住院了，出院以後要怎麼照顧？要準備什麼輔具？可以申請什麼長照服務……」

我們真的很想幫忙，可是問來問去就只知道：「爸爸中風、腦血管阻塞、住在醫院、不會自己走路、生活上很多需要別人協助……」我們熱心的以經驗值向她推薦：「可以用四腳拐杖、輪椅等輔具。」但家屬聽不進去，會堅持己見：「聽人家說，好像需要氣墊床的病床……」就一直雞同鴨講怎麼辦呢？

　　事實，一般沒有經驗、沒有專業訓練的家屬，對於失能病患的細節功能描述是很不精確的，記憶也很薄弱，常只知道得的「是什麼病」。病人家屬若能知道「粗大動作的功能分級」，就可以快速把失能者的動作功能分級，再針對每個分級的能力，系統性的媒合所需要的輔具；這個方式已經廣泛的運用在輔具專業服務體系之中。

　　事實上，以輪椅為例，踏板、扶手、靠背高度……都會因為不同個案的功能狀況而有不同設計，輔具細部的差別都需要經過專業的評估，才能更符合使用者實際上的需求；當有讀者朋友需要使用到行動輔具時，這本書能幫大家做最適合的選擇。

　　當病人須藉由輔具幫忙時，輔具「不是用疾病名稱」來選的，用「功能性」就對了！

第一章
粗大動作功能分級

粗大動作功能分級
好理解、好溝通

　　一般沒有經驗、沒有專業訓練的家屬，對於失能病患的行動細節功能，是很難精確的描述，這時需要的是「粗大動作功能分級系統」，可以快速的確認失能病患的功能層級，避免雞同鴨講。再者，輔具類型多，重點在於適不適合個案所用，建議需要使用輔具的朋友們，可以透過物理治療師的評估，選擇適用的輔具。

　　使用「粗大動作功能分級」除了可以快速了解個案的動作失能狀況，還可明確的提供行動障礙的個案，該選擇哪類的輔具才適用。粗大動作功能分級系統，除一般失能病患外，這套分級系統也已經

納入長照 2.0 的評估中，被廣泛運用，所以也適用
於高齡老人，基本上分為五級：

分級一，可以跑跳，上下樓梯不需扶欄杆。

分級二，能放手行走，不能跑跳，上下樓梯需
扶欄杆。

分級三，需扶持穩定物才能行走。

分級四，無法行走，但能在無頭靠支撐下維持
坐姿。

分級五，無頭靠支撐下難以維持坐姿。

分級一

跑步時要雙腳能同時離地→

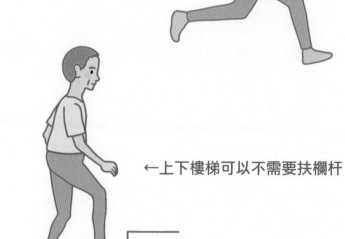

←上下樓梯可以不需要扶欄杆

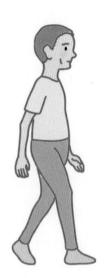

分級二

能放手行走，但不能跑、跳→

個案上下樓梯需要手扶欄杆，戶外遇到不平坦的崎嶇路面，常會需要手持拐杖才安全 ↓

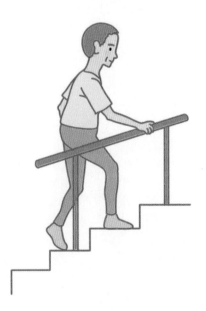

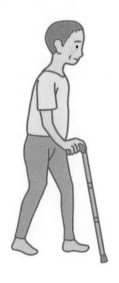

分級三

　　還能行走，但是必須有他人扶持或自己扶持穩定物如牆壁、欄杆、助行器等。快速篩選關鍵：雙手、軀幹都沒支撐下，可以維持坐姿的平衡，才可能扶持下行走，也才可能列為分級三。

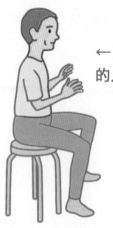

← 無靠背、無扶手的支撐下也能坐穩的人才可能行走

能行走，但需扶持提供穩定 →

分級四

　　已無法行走，但是能在沒有頭靠支撐下的椅子，維持坐姿，行動多半需旁人推送輪椅。此時若要站立、步行訓練就需要使用站立床、步態訓練器等特殊訓練設備。

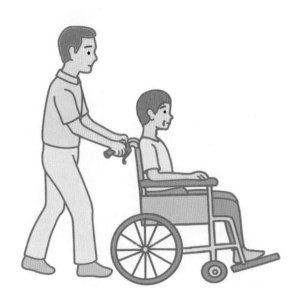

↓ 站立床

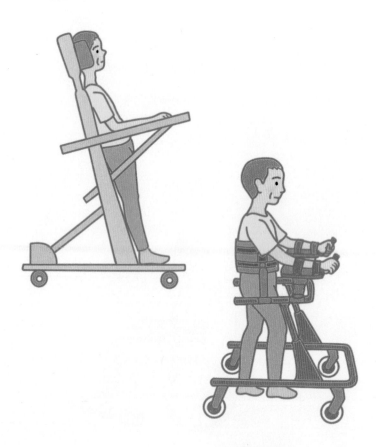

步態訓練器 ↑

分級五

沒有頭靠支撐下的椅子，難以維持坐姿↓

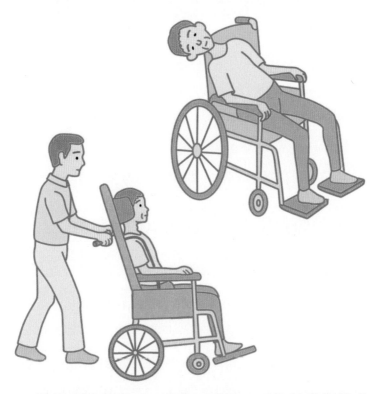

↑需使用具備扶手、背靠、頭靠，且能提供仰躺或
傾倒的座椅上，才可維持坐姿

分級一
可以跑跳，上下樓梯不需扶欄杆

分級一是功能最好的一級，而跑、跳功能是粗大動作功能中最難、最高級的能力。因此分級一的個案必須可以擁有跑步、跳躍的能力。

在跑跳的動作中，雙腳可以同時離地

跑跳的動作中有一關鍵的分辨方式，那就是「雙腳必須能同時離地」，這也是一般走路與跑步最大的區別。自己可以感受一下，走路時整個步態過程至少有一隻腳踩在地面上，一隻腳的腳跟踩地另一隻腳才會抬起離地。跑步時就不同了，比較像是每一步都往前跳，有一段時間是雙腳都同時離開地面。

可以跑跳的人，上下樓梯也能不扶欄杆

　　能夠跑跳代表個案有絕佳的動作控制與平衡能力，這樣也能推測出個案上下樓梯應該可以不需扶欄杆，所以也能應付戶外崎嶇不平的路面，行動能力幾乎接近正常，應該能適應健行、爬山等各種戶外活動。

分級一可能的輔具需求

　　分級一個案行動能力很好，一般說來不需要行動輔具，若有跌倒之虞也僅需要用簡單的單點手杖來預防，登山、健走時也可配合使用登山杖、健走杖。

　　家中有長輩，居家環境也盡量要注意平坦，門檻盡量做順平斜角，地面避免落雜物以免意外絆倒。浴室廁所應使用防滑地磚或利用防滑貼紙、防

滑藥劑施工，以預防意外滑倒。研究發現，老人在低光源、視覺輔助較低的狀況下，平衡能力會大大降低，因此家中環境光線也應盡量充足。

在長照中若分級一的長輩被判定為失能，通常是因為罹患失智症的早期症狀，此時最為需要的是預防走失的輔具，最常使用的是「GPS 個人衛星定位器」。這項輔具運用衛星定位的技術，只要長輩隨身攜帶定位器，家屬就能夠利用手機 APP 或家用電腦，確定失智長輩的身處位置。這讓失智症家庭能夠大大安心。

分級二
能放手行走不能跑跳
上下樓梯需扶欄杆

　　個案雖然可以在平坦的地面上放手行走，不必使用手杖等步行輔具，但是沒辦法「雙腳同時離地」跑跳，這表示他們的動作控制與平衡能力已經有些損傷，特別是遇到上下樓梯、不平坦地面等狀況，就需要扶著欄杆或牆壁行走，或是需要用拐杖、助步車等輔具，或由他人扶持才能安全行動。

　　分級二的失能狀況比較輕微，大部分生活功能還是可以自理，但是要特別注意「預防跌倒」；這個階段可能需要拐杖、助步車的協助，戶外遠距離可能需要輪椅。家中浴室、廁所等相對危險處安裝扶手，沐浴時建議坐姿使用沐浴椅等。

當發現長輩跑、跳已經有困難，沒辦法輕鬆的雙腳同時離地，或是看到他上下樓梯時必須小心翼翼的扶樓梯扶手；那就表示已經是要開始預防跌倒了。

戶外路況複雜，可用拐杖、助步車

分級二的個案，一遇到不平坦的地面就會開始不安、害怕跌倒，會想依賴他人扶持，甚至乾脆待在家裡盡量不外出。這時候適當的使用拐杖、助步車不但可以提高戶外行走的安全性，也可以增加長輩外出的意願。

有些長輩可能會覺得用拐杖、助步車不好看，坊間已經有許多設計美觀新穎的款式，有些拐杖直接設計成也有雨傘功能，讓許多長輩更願意使用。有些助步車看上去像菜籃車，除了購物時可以裝載

外，走累了還可以休息。

站著洗澡易跌倒，要坐沐浴椅

　　浴室、廁所是居家最容易發生跌倒的地方，洗澡時地面濕滑更容易發生跌倒，強烈建議「坐著洗澡」，能大大減少跌倒的機會、減少姿勢性低血壓的發生，也降低了跌倒發生時的傷害。坐著洗澡就要準備沐浴椅，建議有扶手、背靠的款式，等同提供左、右、後方三面的防護，兩側的扶手還可以提供站立時的支撐與穩定。

　　即使是健康的年輕人，生活中也可能因突發意外而摔傷、扭傷，改變行動力成為分級二的狀態，建議別逞強，只要是這段時間沒辦法正常行走、

跑、跳、上下樓梯必須依靠扶手，記得要「坐著洗澡」，才不會跌倒。

預防跌倒，扶手才能拉一把救命

　　浴室、廁所地板，必須防滑這是一般都知道的事，但是要預防跌倒別忘了要在正確的地方安裝扶手。

　　扶手常被人所忽略，許多人是當長輩必須要有扶手支撐才能站起、必須扶扶手才能走路（這時已經是接近動作分級三），這時才在家中裝浴廁扶手。事實上，許多研究顯示，預防跌倒，應該是在長輩動作進入分級二時，就該裝設扶手了。

　　許多長輩誤以為，只要在沐浴、如廁時多加小心，動作轉換時習慣借「扶牆壁」來保持平衡，這樣做就可以預防跌倒。事實上，扶牆壁只能提供推

力；相反的，發生跌倒的瞬間，其實需要的是拉力，善用扶手，才能拉一把不至於摔跤。

分級三
需扶持穩定物才能行走

　　分級三個案還是具備行走的能力，但是一定要有步行輔具、扶手欄杆，或必須由他人扶持才能行走。這一個分級的個案常因為沒有適合的步行輔具，或是照顧者欠缺協助步行訓練的技巧，很容易被誤以為已經完全喪失行走能力，照顧者常會提供過度的照顧，造成個案過度依賴。

　　「自立支援」這個名詞源自於日本，意思是要盡量讓長者自立，照顧者只提供盡量少的支援協助，這與專業復健中的「個案功能最大發揮原則」不謀而合。這階段應該提供個案步行輔具，照顧者在旁做安全維護，多鼓勵個案起來行走，即使坐在

輪椅上，也鼓勵個案可以自己推輪椅，避免過度保護而造成個案現有功能加速退化。

能不能走路的關鍵

這是物理治療師可以一眼看出個案能否有行走潛能的兩個小技巧：一個是先確認個案不靠椅背、手不扶，也能坐穩，其次再檢查個案雙下肢的關節角度，如果這兩方面狀況都不錯，個案就很有可能會走路。

「不靠椅背、手不扶，也能坐穩」是關鍵

行動力在這個分級的長者，因為步行能力明顯受限，所以時常坐在輪椅上，有一個非常簡單的分辨方式，就是請個案坐挺不要靠輪椅椅背，手也不要靠輪椅扶手，若是長輩可以輕鬆地維持坐姿不依靠，就很有可能是分級三。同樣的測試也可以讓長

者坐在床邊維持平衡。

　　這是因為坐姿維持是很基本的平衡能力，若是連坐姿都無法維持平衡，更遑論要站立行走，那便會是行動力分級四或分級五的個案。

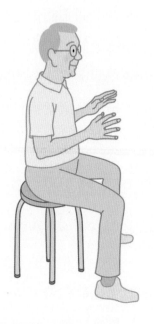

◎ 若個案可以不靠椅背、手不扶，也能坐穩，就有可能站立甚至步行

座椅高度的選擇

衰弱的長輩時常會遇到站起困難的狀況,這時候座椅高度的選擇就非常重要,家中的沙發、餐桌椅、洗澡椅甚至床面高度,都會直接影響長輩站起的難度與安全。那要怎麼選擇比較好、容易站起又安全的高度呢?

◎ 建議高度應該高於膝窩,但又不高於大腿的一半!因為坐在低於膝窩高度的座椅,非常難以站起;而坐在高於大腿一半的座椅很容易造成長輩下滑跌倒的風險

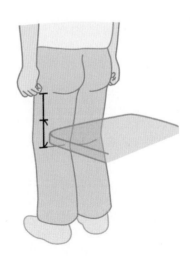

走路輕鬆不費力，關節角度是關鍵

　　基本的平衡能力之外，一般人會認為下肢要有夠強的力氣才能走路，事實上人類的步行是非常高效率的活動。想一想，平常隨便平地走個二、三百步，根本臉不紅、氣不喘，每一步幾乎不必出力氣。再想想，如果爬樓梯 200 階（約從 1 樓爬到 13 樓），那種氣喘吁吁的感覺。同樣是二百步，一個平地走、一個上樓梯，怎麼相差那麼多？這樣你就知道，在平地行走是多麼輕鬆省力的活動了吧！

　　從上面的例子可以得知，平地行走本身不需要太大的力氣，更需要的其實是下肢關節的角度。你不妨可以假裝膝關節攣縮無法伸直，那就像是在半蹲著走路，每步都要很用力，真的就走不了幾步了。臨床上許多小兒麻痺、肌肉萎縮症患者，即使下肢肌力已經非常小了，但是還能行走，在這個神

奇現象的背後，其實就是「都有足夠的關節角度」，利用骨關節構造，讓整個步行達到最省力的方式。

站、走，就是最有用的拉筋

既然維持關節角度那麼重要，要怎麼維持？甚至改善呢？許多人會想是否要幫個案做「被動關節活動」，事實上，用照顧者的手幫個案的腳做被動關節活動，或是用電動機器帶動，效果都非常有限。

其實對下肢最好的拉筋，就是站、走，這時下肢承受了全部的體重，也正是下肢天生被設計出來的任務。若是長時間臥床、坐輪椅，用進廢退，下肢承重太少當然會逐漸攣縮、退化。

助行器抬不起來 要用輪子＋煞車

　　分級三的個案因為平衡能力差，所以站起來都一定要用雙手幫助支撐、維持平衡，使用助行器是最普遍有效的方式。但是功能較差的個案，因為過於依賴輔具提供平衡，會無法抬起助行器向前跨步；因為抬起助行器的瞬間，只能依賴雙腳平衡來支撐身體，過程中的重心轉移也會造成搖晃。這時候最有效的方法就是使用「有輪子＋煞車」的助行器、助步車。

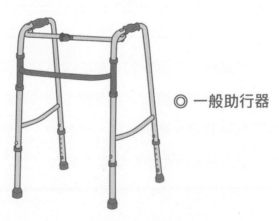

◎ 一般助行器

　　在助行器前方加上兩個輪子，可讓病患走得更穩、更輕鬆、不用抬起放下、腰不痛、手不痠。加上兩個輪子的助行器，不會如想像中的容易滑倒，因為助行器後方支柱上，搭配著自動煞車器，下壓立即煞車。

◎前支架加上兩個輪子，後兩根支架加上自動煞車的助行器

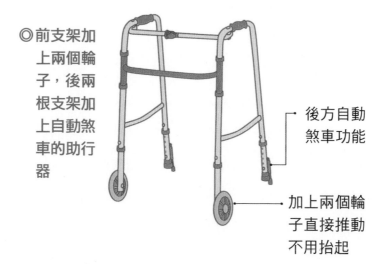

後方自動煞車功能

加上兩個輪子直接推動不用抬起

　　許多人誤解以為沒有輪子的助行器比較安全，其實是種直覺想法，並不科學。一般人總以為輪子

會滑，所以比較危險；事實上助行器前面加兩個輪子，後面加裝主動煞車，往前推動時，輪子助行器反而只是平移不會翻倒。相反的，兩輪助行器受到前推的力量反而會瞬間翻倒，所以使用者在走路時，每一步都要抬起助行器，反而造成身體重心的搖晃，步行過程反而更加不穩定。

往往使用助行器的個案，常會因緊張，將身體重壓在助行器上，一不小心就翻倒。很多長輩也因抬不起助行器就放棄行走。使用加兩輪的助行器，他們會發現只要用穩定的力量向前推，輕鬆就能向前平移。

影片；助行器加輪子
https://youtu.be/FaHjkD61BYk

走路訓練時，移位腰帶不能少

分級三階段的長者，雖然可以行走，但平衡度不穩，照顧者在旁協助保護時，常會提心吊膽、心理壓力沉重，這也是為什麼分級三長輩極少有機會行走，容易被過度保護、過度照顧的原因之一。在做走路訓練時，強烈建議照顧者使用「移位腰帶」，因為移位腰帶提供了好施力的握把，直接掌握了被照顧者的身體重心位置，在協助長者的過程更省力，大大提高長者行走的安全，進一步預防照顧者的工作傷害。

移位腰帶能夠更安全省力的原理是固定的位置接近個案的重心，以及腰帶上配置「省力提把」。腰部大致上是人體的重心，「省力提把」的設計讓照顧者能更輕鬆施力，照顧者的手隨時放在提把上，當長輩失去重心時，就能在最快時間內反應。由於

提把非常接近重心，力臂最短，因此照顧者也可以用最小的力氣幫長輩拉回，重新回到安全狀態。

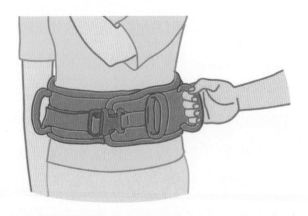

◎ 移位腰帶讓照顧者輕握著就可控制好個案重心

　　建議照顧者站在長輩的斜後方，一隻手隨時輕握著移位腰帶，不需要一直提供上拉的力量，這是許多照顧者常犯的錯誤，不但浪費力氣，造成照顧者緊張、也干擾了長輩自行控制平衡的能力。

如果長輩雙手需要扶持才能行走，就提供助行器、助步車、手杖等步行輔具；除非有特別的訓練需求，應該盡量避免讓長輩的雙手「扶著照顧者雙手」的走路方式，因為這樣照顧者倒退行走有危險，而且四手相握，長輩跌倒時，照顧者雙手已經被抓住，很難去保護扶持。

　　走路時扶持長輩的一隻手，也是危險的方式，跌倒時很容易把長輩拉到脫臼、骨折；正因為有此顧忌，所以照顧者也不敢用力拉，結果就造成雙雙跌倒，所以使用移位腰帶是最安全有效的方式。

影片；移位腰帶，有夠厲害
https://youtu.be/V0YH7atZ7Kk

自立支援，盡量讓個案自己推輪椅

分級三的個案，事實上可以輕鬆維持坐姿，上半身的功能還不錯，大部分都可以自己推行輪椅。對於行走有困難的個案來說，自己推行輪椅是「相對安全」的好活動。個案可以自由前往想去的地方，尤其在失能的初期，可以讓個案擁有基本的信心與自尊，提供基本的活動與環境刺激。

尤其是在室內短距離，讓「長輩自己推輪椅」應該特別鼓勵，因為在平坦地面推輪椅並不難，鼓勵他自己試試，向前推一小段路，會發現並不需要花很多力氣，比想像的輕鬆很多。右手多推些就向左轉，左手多推些就向右轉，操控輪椅只要略微提醒，並鼓勵個案多多嘗試，最多也就是 5-10 分鐘的時間，就可以掌握控制技巧，推著輪椅到處去了。

中風半邊偏癱，只剩一隻靈活的手，也可以推

輪椅嗎？別擔心，只要善用健側的手推，加上健側的腳踩地做助力推行，一樣可以自己推輪椅，這是時常被忽視的技巧。

 影片；中風患者，單手推輪椅大解密
https://youtu.be/yuvl2XKo-L4

分級四
無法行走，但能在無頭靠
支撐下維持坐姿

　　分級四的個案，已經沒辦法藉由簡單的攙扶行走，也無法雙手抓握著一般的助行器、拐杖行走。有些個案即使可以站立，也無法跨步向前。大部分個案必須依靠椅背才能坐穩，或是需要上肢隨時扶持才能坐穩；行動方面，當然需要「特殊設備」，譬如「站立床」、「步態訓練器」等才能訓練站立行走。

　　面對分級四的個案，生活中上下床到輪椅的轉移位，開始遇到困難，如果沒有照顧者或是輔具的協助，就只能長時間躺在床上了。因此這分級的個案必須使用輪椅才能移動，如廁、沐浴也需要有輪子的便盆椅、沐浴椅，才能方便推送進廁所、浴

室。坐姿耐力較差的個案，輪椅可能需要高椅背可仰躺、傾倒的功能。

分級四的個案雖然已經不能行走，但是如果下肢沒有嚴重攣縮，關節角度還不錯，而且不需靠椅背、手不扶也能坐穩，那就是很有潛力的長輩。藉由積極的訓練，很有走路的潛能。

此分級的個案行走訓練需要的協助較多，若僅依靠人力協助，訓練過程會過於困難且危險，因此需要使用站立架、站立床、步態訓練器、懸吊跑步機等較特殊的訓練類輔具，才能安全的進行積極的訓練。一般家中空間限制，常無法配置這類訓練設

備，建議可到設備充足的醫療院所，並在專業的物
理治療師指導下進行。

分級五
無頭靠支撐下難以維持坐姿

　　分級五的個案已經是極重度失能，連頭頸部都無法控制，即使坐在一般有椅背、有扶手的輪椅上還是會很容易下滑，甚至左右歪斜，如果沒有頭靠的支撐，難以維持良好的坐姿。這時不應該再使用一般椅背的輪椅，必須提供有頭靠、可仰躺、傾倒功能的輪椅，才能更穩定的支撐個案的上半身，維持良好的坐姿擺位。

　　到這一級的個案，常已無法自行翻身，進入長期臥床的階段，有些個案甚至已經插鼻胃管、導尿管、氣切管。為了提供更好的姿勢轉換，建議使用電動照顧床，善用電動照顧床的「協助坐起」及「床

面高度升降」功能，床邊的圍欄也能預防個案跌落，讓照顧者更好照顧。尤其是依賴鼻胃管灌餵食的個案，更是需要電動照顧床，因為每餐灌食時，個案必須坐起，以免食道逆流。

電動照顧床可以讓個案直接在床上坐起，床欄也可以幫忙翻身施力、能預防跌倒。對於臥床無法自行翻身、坐起的個案都十分有幫助。

鼻胃管灌餵食的病患，進食後躺平會造成食道逆流，電動照顧床更是不可或缺。市面上常見的電動照顧床價位約 2.5 萬 - 4 萬，符合長照失能、身心障礙者還能補助約 1 萬元左右，部分縣市輔具中心還能提供借用。

　　多半已經無法翻身的分級五個案，臥床時間長，皮膚很容易產生褥瘡。為了預防褥瘡，建議可以在電動照顧床上，放上可以交替充氣的氣墊床墊。氣墊床墊是由許多充氣管條構成，相鄰的充氣管條交替著充氣、洩氣，讓臥床病患的皮膚每隔幾分鐘都可以不接觸床面來紓解壓力，達到預防褥瘡的效果。

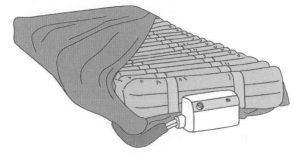

　　需要注意的是，氣墊床的氣墊，隨時不停地交替充氣，睡在氣墊床墊上並不舒服，也會降低病患

的睡眠品質，為避免此副作用，所以屬於「褥瘡高風險」的病患才建議使用。

市面上常見的氣墊床墊價位約 8 千 -3 萬，只要符合長照失能、身心障礙者，還能補助約 8 千 -1.2 萬元。因此符合補助的對象，只要負擔很少的費用，甚至免費就可以購買氣墊床墊，是非常划算的輔具項目。

全身移位滑墊

分級五的個案完全依賴照顧者轉移位，連坐姿都難以支撐維持，照顧上會非常吃力。若是搭配可仰躺的輪椅、可以調整高度的電動照顧床，照顧者只要用全身型移位滑墊將個案轉移位，可以輕鬆許多，不必費勁去勉強抱起、放下，可以防止腰背不小心扭傷。

1、先將個案側翻

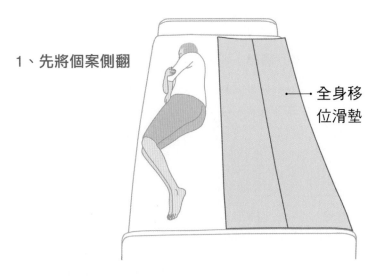

全身移
位滑墊

2、向移位方翻正個案身體

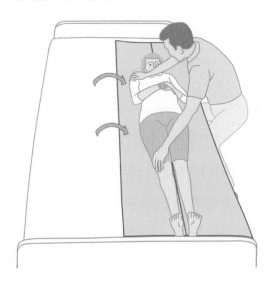

3、利用移位滑墊，移往仰躺的輪椅

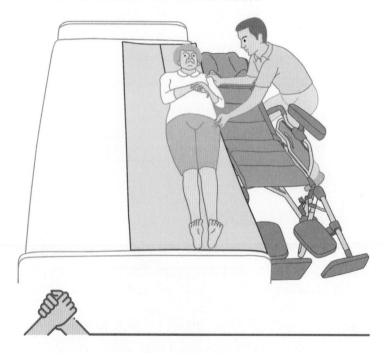

市面上常見的全身型移位滑墊價位約 6 千 - 1.5 萬，要符合長照失能、身心障礙者，還能補助約 4-8 千元；只要個案所在的空間環境能夠配合使用，花少錢就能輕鬆轉位，照顧者不用抱上抱下。

　　若是空間許可，使用懸吊式移位機，利用機械動力協助個案移位是最省力的方式，專利設計的懸吊帶，輕鬆就可包覆支撐好個案，安全的懸吊移位。懸吊式移位機不如大家想像的昂貴，有些產品 6 萬元有找；使用懸吊式移位機除了移位省力外，可免去抱上抱下過程的拉扯，被照顧者也會感覺更舒適。

◎ 懸吊式
　　移位機

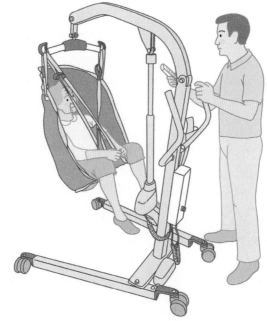

市面上常見的移位機價位約 6-20 萬，只要符合長照失能、身心障礙者還能補助約 2-4 萬元，只要空間環境能夠配合，經濟狀況許可，移位機就像是幫照顧者移位的機器人。

第二章

幫助行走的輔具

步行輔具高度調整的原則

　　國家輔具分類標準將「步行輔具」分為：單臂操作步行輔具、雙臂操作步行輔具。定義了步行輔具就用單側或雙側的手臂功能，來協助步行的輔具。

　　以生物力學的角度來說，步行輔具提供了「垂直承重力」的協助，以及「水平面向的平衡力」協助。比方說單側下肢因傷無法踏地承重，在步行過程中，傷肢負擔的重量就會轉由步行輔具及其手臂承擔，就是承重力的協助。下肢即使可以支撐全部體重，但是維持身體的直立需要有一定的平衡能力，步行輔具則可以增大底面積，提供水平面向平衡的穩定度。

每一種步行輔具都具有提供「承重力」與提供「平衡力」的面向，依個案不同能力狀況，配合恰如其分的步行輔具，才能讓個案的步行過程更安全、更有效率。

　　單臂操作步行輔具，可以單手使用，也可以兩手都各用一支來增加支撐的協助，即使這樣，提供的平衡穩定度還是不及雙臂操作步行輔具，但是卻可以更為靈活、輕便，行走效率也更高。單點手杖、前臂拐杖、四腳手杖、腋下拐杖都屬於單臂操作步行輔具。

　　雙臂操作步行輔具，把左右兩側的結構連結在一起，所以能提供更大的底面積、更穩定的結構，

因此能幫助平衡能力較差的個案。助行器、助步車、姿勢控制型助行器都屬於雙臂操作步行輔具。

　　所有的步行輔具，幾乎都可以「調整握把高度」來符合使用者，適當的握把高度才能讓使用者的手更好施力，走路的姿勢也會更好。

　　握把高度的決定原則，大致上是手肘彎曲約20-30 度，這個位置恰好在人體解剖位置的「股骨大轉子」，也剛好在我們的「手腕關節線」的位置上，是上肢最好施力的生物力學角度。

　　手肘適當的彎曲 20-30 度，可以因應步行時必要的向前伸動作，在這個角度下，上肢還是十分有

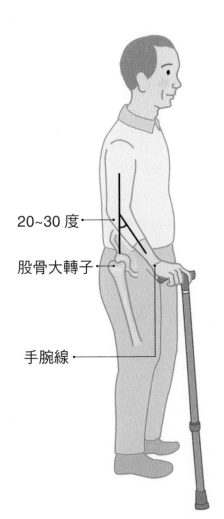

20~30 度

股骨大轉子

手腕線

力可以支撐，不會因為過度彎曲而難以施力。當然這只是一般原則，如果在訓練過程中有特別目的考量，比如說故意調得高一些或是低一些，有時會引導使用者比較好挺起來，或是有其他訓練效果，這時就應該聽取專業人員的建議來做調整。

◎握把高度決定大致是手肘關節微彎曲成 20-30 度處

移位腰帶
步行訓練時預防跌倒的法寶

　　帶著有跌倒風險的長輩行走時，許多人總是不知道要怎麼做，才能有效保護長輩的安全。應該就近站在長輩的斜後方，而且使用移位腰帶，照顧者的手輕輕抓握移位腰帶的手把，一發生危險馬上拉住移位腰帶，讓長輩往自己身上靠，善用自己身體像一面牆，膝蓋微彎，大腿處也可以讓長輩略微依靠休息。

　　市面上移位腰帶有許多款式，有些只是一條簡單的腰帶；有些則在四周有多個握把，方便照顧者隨時提拉；也有的移位腰帶還配置有胯下、臀部支撐帶，當用力上提時可以避免移位腰帶向上滑，穩

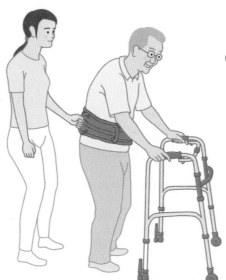

◎照顧者就近站在
　長輩的斜後方，
　手輕抓握移位
　腰帶的手把

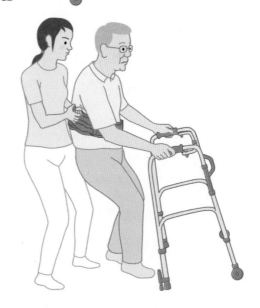

◎發生危險時照
　顧者讓自己身
　體像一面牆，
　膝蓋微彎，大
　腿處可讓長輩
　略微依靠休息

定度更高但穿著上也會較為麻煩。建議要選擇容易
調整長度的產品，才能方便穿脫隨時綁牢；材質需
柔軟舒適，病患腰部與照顧者的手部才不易受傷。

　　移位腰帶一般固定在長輩腰部的位置，如果長
輩有啤酒肚，就固定在肚子的下緣，施力時移位腰
帶比較不會向上滑動。腰部剛好是人體的「重心」
位置，正因為掌握了重心，而且移位腰帶提供好使
力的握把，因此會發現省力許多，長輩也會明顯感
受到照顧者好像力氣變大，更有安全感。照顧者只
要握好移位腰帶，就能有效預防跌倒，心情自然也
輕鬆許多，帶長輩走路的意願也會大大的提升。

　　許多照顧者只是拉著長輩褲頭，或是扶著長輩
的手，這都十分危險，跌倒時根本抓不住，有時跟

長輩一起跌倒，或是一緊張用力拉扯下造成長輩受
傷。

 影片；移位腰帶，有夠厲害
https://youtu.be/V0YH7atZ7Kk

單點手杖，要能放手走才適合

　　單點手杖是最簡單、協助最少的步行輔具，使用者要有很好的步行能力。要怎麼確定呢？使用者必須要可以「放手走路」；這樣使用單點手杖才安全。若已經無法在平坦地面輕鬆放手走，就表示應該用其他支撐效果更好的步行輔具了。

雨傘當手杖可以嗎？

　　有些長輩覺得用手杖不好看，或是怕下雨同時還要拿手杖帶雨傘很麻煩，因此想直接用雨傘當手杖使用。其實單點手杖的手杖頭，會有止滑橡皮，可以提供穩定性，雨傘通常沒有。非常不建議自行

在一般雨傘上加裝止滑頭，因為一般雨傘骨架強度不足，加上止滑頭後，一受力便容易折斷，反而更危險。現在有專業的手杖傘，本身就具有雨傘和單點手杖的功能，有些產品甚至下雨天還可以抽出手杖，雨傘與手杖同時使用。

登山杖 ≠ 單點手杖

有些人會直接使用登山手杖給長輩當手杖使用，這要注意「杖頭末端」與「握把形式」。登山杖主要是設計給登山者戶外越野時使用為主，有些杖頭末端是鐵釘、香菇型……為了穩定插入地面。有些登山杖握把垂直於地面，是為了方便登山各種狀況使用；這與失能者在一般平坦地面、室內使用的單點手杖設計概念不同，選擇時需注意。

前臂拐杖省力好幾倍

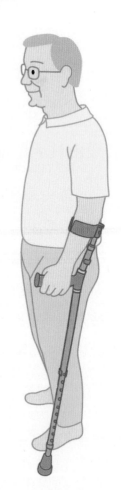

　　前臂拐杖看上去與一般單點手杖相似，但是它多了一個前臂處的手環，因此多了一個依靠點，支撐體重時提高了穩定度，使用上會發現大大的省力，且因為前臂環的關係，使用者的手要做其他事情，即使放開握把前臂手杖也不會掉落。

◎ 前臂拐杖支撐多更省力，手放開不掉落，好處多多

　　因前臂拐杖省力的特性，若是觀察到個案使用一般單點手杖手部抓握十分吃力，就應該換用前臂拐杖。

　　在臺灣，許多人以為前臂拐杖是小兒麻痺患者才用的拐杖，其實在國外，許多銀髮族會使用前臂拐杖，更穩定、更省力，降低了手部過度用力的傷害，非常建議長者也可以選用。

　　前臂拐杖支撐力強的特性，在許多狀況下，前臂拐杖與腋下拐杖功能十分相近，都適合小兒麻痺或是下肢受傷不能承重的年輕人使用。前臂拐杖不貴，一支 500 元左右就可以買得到。

　　前臂拐杖掌面握把處的高度，與其他步行輔具相同，也是在手腕關節線左右。前臂拐杖還有一個是前臂環的高度調整，大致上是比手肘關節線減少約 2-3 公分，這樣才能盡量加長施力臂又不影響手肘的彎曲動作。

四腳手杖
偏癱只剩單手能抓握最合適

　　四腳手杖有四個點形成一個支撐面，提供使用者更多水平方向的協助，提升了平衡穩定度，對於單側癱瘓，尚無法放手行走的病患，可以有比較多的支撐力協助。四腳手杖還有一個優點，就是不使用時手放開也不會傾倒，省下了要找地方讓手杖靠著或掛好的麻煩；這也是有些長輩選用四腳手杖的原因之一。

四腳手杖握把的缺口，應該向前或向後

　　這是很多人常見的疑問，四腳手杖握把的缺口，應該向前？向後？其實都可以，重點是底面方

向。不管缺口向後、向前，力學上幾乎沒有差別，要注意的重點反而是底面方向才對。

　　仔細觀察四腳手杖的底面構造，可發現四腳手杖會有兩隻腳向外延伸比較多，另外兩隻腳向外延伸比較少的不對稱狀況。使用時要讓向外延伸比較少的那一側靠近四腳手杖使用者，這是為了避免行走時，腳去踢到四腳手杖的貼心設計。所以只要這部分使用正確就可以，不用理會握把處是缺口向後還是缺口向前。

　　如果四腳手杖使用者，習慣一定要缺口向前或向後，其實大部分的四腳手杖都可以先旋轉把手後

再固定，以因應使用者的習慣。許多不知道調整方式的民眾，還以為四腳手杖有分左手用、右手用兩種。這其實是很容易調整的，還請大家告訴大家。

 影片：四腳手杖缺口調整
https://youtu.be/nuS-5uA29ts

　　四腳手杖是靠底面四個支撐點維持，底面越大、提供的支撐力就越多；平衡能力越差的使用者，需要越大底面的四腳手杖，選用時需小心評估。

◎不同底面大小的四腳手杖，底面越大，越穩定

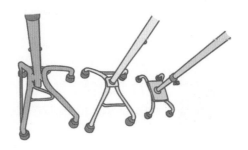

若是四腳手杖使用者平衡能力不錯，便可選擇較小底面的四腳手杖，除了略微輕巧外，爬樓梯時小底面的四腳手杖，可以支撐在樓梯梯面的狹小空間，協助四腳手杖使用者上下樓梯。

　　所有的四腳手杖都可以調整高度，一般是用壓按彈扣的方式，有些產品調整後還多設計一個固定螺絲，利用鎖緊固定螺絲的方式，讓四腳手杖更穩固。正因為靠底面四個支撐點維持，四腳手杖用了一段時間以後，常有搖晃不穩的狀況，解決方法其實很簡單，只要將比較低的腳墊內塞入一張廢紙即可，若是腳墊已經嚴重磨損則需更換。

影片：四腳手杖搖晃的 DIY 修理
https://youtu.be/7PDNPWFs1LE

步行輔具選用觀念

一般手杖

承重協助：★ / 平衡協助：★
適用對象：平衡、承重都好，可放手步行的個案。

四腳手杖

承重協助：★ / 平衡協助：★★
適用對象：偏癱只剩單手抓握的個案。

前臂拐杖 / 腋下拐杖

承重協助：★★ / 平衡協助：★
適用對象：平衡好但承重困難的個案。

助行器 / 助步車

承重協助：★★ / 平衡協助：★★
適用對象：平衡差需大底面支撐的個案。

腋下拐杖

　　腋下拐杖因為可以把力量分散在胸廓及掌面二處，非常適合協助承重，因此最常用來給下肢受傷不能承重的人使用。腋下拐杖只有單點支撐地面，所提供的平衡力協助較少，所以使用者必須有足夠的平衡能力才行。

　　臨床上，個案可以只用健側的腳跳著移動，這代表平衡的能力很好，應該可以使用腋下拐杖，這多半是年輕人腳受傷的情況。年紀較大的長輩只要平衡能力夠好，當然也可以使用腋下拐杖；因此「能否只用健側腳跳著移動」是下肢受傷病患可否使用腋下拐的快速篩選指標。

　　若是平衡能力不好的病患，建議使用助行器，因為助行器由四支腳構成平面，能提供較多的平衡力協助；但是腋下拐杖的優點是行走效率較高、速度較快，而且還可以上下樓梯。

腋下拐杖的高度調整

　　腋下拐杖掌面握把處的高度，與其他步行輔具相同，也是在手腕關節線左右。腋下拐杖的「胸廓靠墊」高度調整要注意，大致上是比腋下高度減少約 5 公分（約 3 指幅），這高度剛好支撐在胸廓處而不是在腋窩。這是因為腋窩處有臂神經叢與血管通過，錯誤使用腋下去支撐，容易造成臂神經叢傷害與血管壓迫。

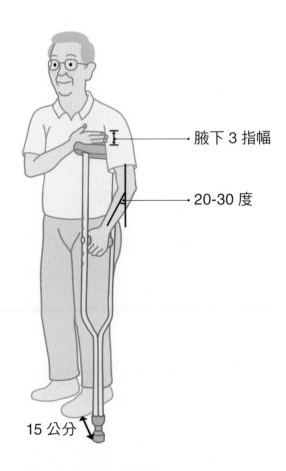

腋下 3 指幅

20-30 度

15 公分

影片：腋下拐杖使用技巧
https://youtu.be/5_i46FLnu8

腋下拐杖使用的五大錯誤

腋下拐杖是年輕人腳受傷最常用的步行輔具，觀察經驗中，在臺灣使用腋下拐杖錯誤的人，竟然比正確的還多。

錯誤 1、應該用腋下拐杖的病患，卻用了助行器

助行器雖然提供比較好的穩定度，但是礙於前方橫杆阻擋，所以走路時每步只能擺盪一半，所以行走速度、效率，遠不及於腋下拐，而且腋下拐還可以爬樓梯，建議平衡能力比較好的病患，應該使用腋下拐。

建議使用標準：只有一隻腳受傷，稍微扶著穩定的物體（大型傢俱、牆壁、扶手等）就可以用健側腳跳著移動，表示平衡能力佳，可以使用腋下拐杖。

錯誤 2、應該用兩支腋下拐杖，卻只用一支硬撐

如果其中一隻腳不能支撐體重，就必須用兩支腋下拐杖；因為要用兩隻手才能試圖取代一隻腳的力氣。不妨做個人體實驗，一般人可以輕鬆的只用一隻腳半蹲、站直，一回做 10 下以上，但是即使用兩隻手的力氣，支撐全部的體重上下運動，也是非常吃力的。況且兩側同時使用腋下拐杖，走起路來比較對稱，行走效能當然也比用一支腋下拐杖高。

錯誤 3、行走時腋下拐杖擺盪幅度不夠

許多病人學習使用腋下拐杖，直覺地只有擺盪一半，擺盪到拐杖著地的位置就停止，這樣反而浪費力氣煞車，造成步態停頓、不順暢，非常可惜。

應該學會擺盪「超過」腋下拐杖的步態技巧，這非常重要，大大提高了行走的速度與效率。臨床

上可以觀察到，許多小兒麻痺患者，即使一隻腳完全沒有力氣，靠著一對腋下拐杖也可以用接近正常人的速度走路，而且臉不紅、氣不喘，靠的就是擺盪「超過」腋下拐杖的秘訣。

腋下拐杖借由「擺盪超過」的技巧，所以使用比助行器更有效率，但若病患已經努力學習，還是學不會「擺盪超過」的技巧，那腋下拐杖對病患已經沒有優勢，會建議使用更穩定的助行器比較安全。

錯誤 4、拐杖沒有與患肢一起動作

患肢如果可以稍微踩地板承重，使用腋下拐杖就會用 3 點式步態，這是指「兩支拐杖」與「患肢」

一起跨出，一次 3 個點分散承重的方式才是正確的步態。許多初學者會拐杖先出，然後患肢才跟上，這當然可以是階段性學習的方法，但是最後目標要能夠兩支拐杖與患肢「一起」跨出，這樣速度、效率才會高。

錯誤 5、拐杖應該拿在健側邊　卻錯拿在患側

患肢開始接受「鼓勵承重」時，就可以只用單支腋下拐杖，重點是應該拿在「健側」邊。許多人誤拿在患側，因為想要用拐杖「取代患側」，這其實是不對的。這一階段的重點在於「鼓勵承重」，拐杖是要幫忙而非取代，拿在健側邊生物力學才會平衡、穩定；相反的，拿在患側走路身體明顯搖晃、不穩、效率差。

影片：腋下拐使用的 5 大錯誤
https://youtu.be/NHGcfQRCFSE

腋下拐應該這樣走才對

狀況一、患肢完全不能承重

單腳傷勢較重、完全無法承重時，必須使用雙側腋下拐杖，務必採取正確擺盪步態：

1、雙側拐杖向前，此時患側下肢輕鬆彎曲不承重，體重由兩側拐杖及健側下肢分擔。

2，全部體重開始轉移至兩側拐杖後，再將身體向前擺盪，健側下肢向前跨步（注意：健側下肢應盡量向前超過拐杖著地處）。

3，重複步驟 1+ 步驟 2。

狀況二、患肢能輕微承重

傷腳已經可以輕度承重時（承重需小於體重的50%），必須使用雙側腋下拐杖，以 3 點步態行走：

1，兩側枴杖及患側下肢需「同時」向前。

注意：應同時向前才高效率行走，而非拐杖先行、患肢再跟上，此時患肢只稍微承重，主要由兩側拐杖協助分擔重量。

2，全部體重開始轉移至兩側拐杖及患肢，健肢向前跨步；注意，應盡量跨過患側向前。

3，重複步驟 1+ 步驟 2。

3 點步態方式若是控制得當，患肢其實只是輕放在地面，並沒有真的支撐體重。因此，有些狀況會建議及早開始 3 點步態，讓患肢可以更快適應。

狀況三、讓患肢多些承重

傷腳復原到可以開始鼓勵承重（重量可大於體重的一半），這時只需在「健側」使用一支腋下拐杖，稱為「2 點步態」：

1、健側拐杖及患側下肢「同時」向前。注意，應同時向前才高效率，而非先拐杖後患肢；此時患肢開始承重，健側拐杖亦協助分擔力量。

2、全部體重開始轉移至健側邊的拐杖及患側下肢，健側下肢向前跨步（注意：健側下肢應盡量跨過患側向前）。

3、重複步驟 1+ 步驟 2。

3 點步態、2 點步態行走時，患肢已經開始承重，好腳向前跨越時會用到患肢更多的關節角度，有些病患可能會有疼痛感。此時建議諮詢專業人員，並採逐步漸進方式進行，這也是復健的一部分。

使用 腋下 / 前臂 拐杖上下樓梯

　　只有一隻腳可以承重時，使用腋下 / 前臂拐杖，也可以上下樓梯，技巧的重點有二：

　　1、好腳先上、壞腳先下。

　　2、好腳用力，不是手用力。

　　關於上下樓梯，有一句全世界都非常有名的口訣：好腳上天堂，壞腳下地獄 。（Good foot to heaven bad foot to hell.）就是提醒「上樓梯要好腳先上，下樓梯則是壞腳先下。」

　　因為好腳先上樓梯後，開始用力向上一階，如此就是盡量使用好腳用力，而不是用壞腳或是雙手來負責最吃力的爬升動作。

　　下樓梯最困難的地方，是必須由好腳支撐體重，緩慢地降下，做離心收縮動作讓身體降下一階，所以壞腳得先下樓梯就是這個道理。一般肌肉收縮是用力縮短長度的向心收縮，以產生關節的活動。而肌肉的離心收縮則是指，肌肉雖在用力收縮，但所抵抗的力量大於肌肉所產生的力量，因此雖然肌肉在用力，但是肌肉長度反而被拉長。

　　以常見的比腕力來說，比輸一方的肌肉狀態便是如此，下樓梯時支撐身體下樓的下肢肌肉也是這樣。生物力學分析，離心收縮比向心收縮控制上較為困難，也更容易造成肌肉拉傷。

上樓梯最吃力的是向上爬升，下樓梯最困難的則是離心收縮。上下樓梯要靠好腳用力，而不是靠雙手。因為對一般人來説，一隻腳的力氣明顯大於兩隻手，要善用腳的力氣才能更有效率，減少雙手的負擔。

　　上下樓梯應該盡量使用樓梯扶手，另一手再使用拐杖，藉由扶手的穩定度上下樓梯才更安全。若是沒有樓梯扶手可幫忙，才用兩側拐杖，這時要特別小心避免失去平衡造成跌倒的風險。

影片：腋下拐杖使用技巧（含上下樓梯）
https://youtu.be/5_i46FLnu8w

助行器
加了兩個輪子會更穩

　　在臺灣，助行器可以說是失能的長者最常使用的步行輔具了，它有一個大底面提供足夠的穩定度，使用者雙手同時抓握施力，平衡不好或是下肢受傷個案都非常適合。

　　很多朋友幫老人家買的助行器沒有輪子，而是由四個橡皮腳墊組成的助行器，很多人覺得沒有輪子比較穩、比較安全，但事實上若仔細觀察，使用沒有輪子的助行器在走路時，每走一步就要抬起助行器往前移，這樣才有辦法往前走。

　　助行器的四支腳，如果前面是輪子、後面是煞車，會發現助行器反而可以「平推移動」不需抬起，

使用上對老人家輕鬆方便很多；而沒有輪子的助行
器如果向前平移推動，反而會向前翻倒造成危險。

　　如果已經買了助行器卻沒有輪子配件，只要居
住在新北市或戶籍在新北市的長輩、或其家屬，可
跟新北輔具中心連絡，中心會免費贈送輪椅與自動
煞車配件。

無輪助行器 vs. 加兩輪助行器

　　好的助行器，除了能協助行動不便人的行走活
動外，也可以預防跌倒的發生。無輪助行器，從抬
起來到放下，需要動用到腰、手出力支撐，過程中
所產生的搖晃，還可能造成跌倒。若是使用滾輪式

助行器，個案不需把助行器使勁抬起來，就可免於
懸空時，因支撐不住而跌倒的風險。滾輪式助行
器，只要扶著前推便能平穩的走路，比無輪助行器
少了「抬」的步驟，行進速度還可以快上近兩倍。

兩輪助行器反而穩、不會翻

　　許多人誤解以為無輪助行器比較安全，其實那
是一種直覺想法並不科學。一般人總以為輪子會
滑，所以比較危險。事實上前面加兩個輪子，後面
會有主動煞車輔助，往前推時輪子會平移而不翻
倒。相反的，無輪助行器受到前推的力量反而會瞬
間翻倒，因此每一步向前都要抬起助行器，反而造
成身體重心的晃動，整體步行過程反而更加不穩定。

兩輪助行器不用抬、不嫌慢

　　病人往往在使用助行器時，常會因緊張而將身

體重壓在助行器上，一不小心反而容易翻倒。很多
長輩因抬不起助行器而放棄走路，讓他們試試加了
兩輪的助行器吧！他們會發現只要用穩定的力量向
前推，很容易便能往前平移，少了抬起的麻煩步驟，
速度也加快，原本擔心煞不住的問題也就不存在了。

使用無輪助行器走路的步驟

　　抬起助行器向前、一腳向前跨步、另一側腳向
前跟上，重複上述三個步驟。使用兩輪助行器只要
扶著順勢前推，便能平穩的走路，少了抬起助行器
向前的步驟動作，行進速度可以快上近兩倍，使用
者的意願會大大提升。在助行器加上兩個輪子，可
以讓病患走得更穩、更輕鬆、不用重複做抬起、放
下的動作，腰不痛、手不痠。重點是不會如想像中
的容易滑倒，因為後方支柱的設計，輕鬆下壓會立
即自動煞車。

對於罹患帕金森氏症的病患，使用兩輪助行器尤其重要，因為帕金森氏症患者有動作啟動困難的問題，每次切換不同的動作模式，需要花費極大的心力，使用兩輪的助行器、助步車因為可以直接順勢前推，不需頻繁轉換動作模式，大大減輕帕金森氏症患者的負擔。

　　助行器的前輪配件有分大輪、小輪，選用時取決於使用者主要使用的地點而定。一般說來小輪比較適合室內平坦地面；而大輪比較可以應付戶外的崎嶇路面；而後方支柱直接用原本橡皮墊行走，阻力最大。

◎ 小輪適合
室內平坦
地面

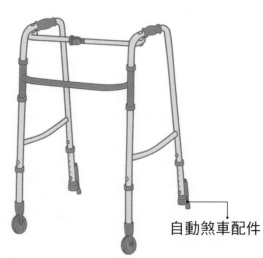

自動煞車配件

◎ 大輪較可
應付崎嶇
地面

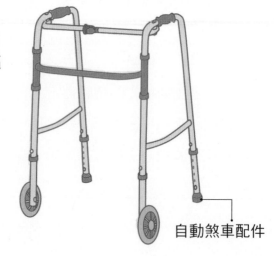

自動煞車配件

助行器配件

前輪配件

有分大輪、小輪；一般說來，小輪比較適合室內平坦地面；大輪比較可以應付戶外的崎嶇路面；所以選用時取決於使用者主要使用的地點而定。

後方立柱

助行器的後方立柱也有各種配件可以選擇，如果只是使用原本的橡皮墊，行走時的摩擦力較大，隨時提供穩定的煞車支持。若是使用者的能力比較好，需要更低的阻力、更高效率的行走，建議選用「附帶彈簧的自動煞車器」，平時以耐磨塊、輪子接觸地面，使用者需要支撐時，下壓立即自動煞車，適時提供需要的穩定度。

強烈建議購買時，直接買已有兩個輪子加自動
煞車的助行器，價格大約 1,800-2,000 元，只要符
合長照失能、身心障礙者，還能補助 400-800 元。
若是已經購買無輪助行器（約 1000-1800 元），再
買兩個輪子加兩個煞車，大約還要多花 800-1,000
元。

助步車
可走、可坐、可購物

　　有些長輩的身體功能還不錯，可以使用助步車上街買菜、購物、散散步等，但是因為膝關節炎疼痛走不遠，或體力較差容易累，出門買東西提不動、走不遠，這種四輪助步車，可以讓老人家方便買東西，走累了還能「變身」成為椅子可以坐。助步車其實就是一種四輪的助行器，因為四支腳都裝輪子，基於安全穩定就必須設有手部煞車裝置，大多數產品還會加上座椅、置物籃等功能。

是四輪助步車還是兩輪助行器

　　助步車因為是四個輪子的設計，因此使用者的

認知能力以及手部握力，都必須能夠安全的控制煞車，才能推薦使用。若是使用者的握力不夠無法控制煞車，或是認知反應較慢無法及時反應，就應使用附加下壓自動煞車的兩輪助行器，來協助此類個案行走。

選助步車的重點：輕巧 v.s 穩定

助步車結合了助行器、座椅、購物車三項功能，綜覽市面上常見產品，大致上可以分為兩大類，一種設計較為輕巧，更像是有座椅的購物車；另一種則體積較大、重量也較重，但推起來更穩定，座椅大，看起來更像助行器和輪椅的結合。

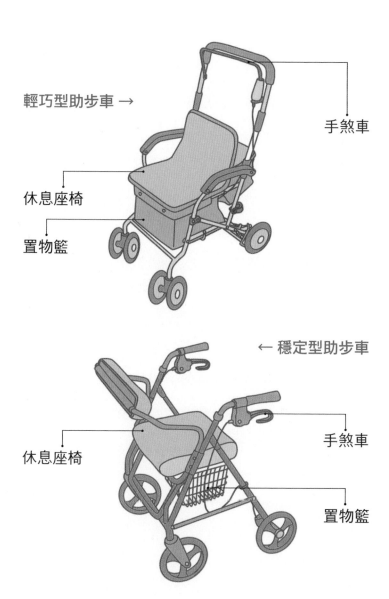

輕巧型助步車 →

手煞車

休息座椅

置物籃

← 穩定型助步車

休息座椅

手煞車

置物籃

　　要怎麼選擇輕巧還是穩定型的助步車呢？最重要是安全考量，如果使用者平衡能力夠好，走路不需太多的支持協助、坐下站起過程雙手不需扶持，這樣身體靈活的長輩就可以使用輕巧型助步車。反之則建議使用較大台的穩定型助步車，以提供步行、坐下、站起的過程更多、更穩定的支撐協助。

　　助步車是升級的助行器，附有座椅可休息、購物還有置物籃。市面上常見的助步車價位約 3,000-6,000 元，只要符合長照失能、身心障礙者，還能補助約 1,500-3,000 元。

第三章

輪椅怎麼選、怎麼用

輪椅尺寸怎麼選

　　市面上一般成人的輪椅，多半分為座椅寬度 16
吋到 18 吋的範圍，專業上建議：

輪椅寬度太寬，會東倒西歪

　　座椅的寬度可以比臀部寬度多一些，但不要超
過 5 公分。有些人以為輪椅大台一點坐起來舒服些，
其實不然。太寬的輪椅兩側的扶手較遠，上半身不
好支撐，坐姿容易東倒西歪；太寬的輪椅也會造成
兩邊的輪子太遠，乘坐者雙手推行時不好用力。

輪椅座面太深，易駝背往前滑

　　除了輪椅的寬度外，兒童或是身高較矮小的使用者，也要注意輪椅椅面的深度。深度過深，小腿會先被座椅前緣阻擋，使用者會坐不進去，造成骨盆後傾、脊柱後凸，乘坐起來不舒服，且最容易造成軀幹變形。

　　部分輪椅可以藉由調整座面前緣減少坐深、有部分則需調整背靠的骨架位置、有些則是直接在背部加厚墊來減少坐深。需注意的是有些方式會讓重心前移，改變了四輪的重量配置，手推圈也變得相對後置，這都會造成輪椅推行的效率降低，因此建議配置時也要注意後輪位置的調整。

◎ 輪椅座面太深所造成的坐姿不良

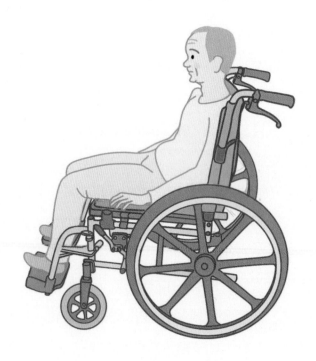

腳踏板長度調好
輕鬆坐正少壓瘡

　　拿到新輪椅不要急著馬上使用，要記得先調整好腳踏板的長度，這是非常多人忽略的事情。市面上幾乎每一台輪椅都可以因應使用者腿長，做腳踏板長度的調整。

　　輪椅腳踏板長度調整的建議是：

　　乘坐時雙腳放在腳踏板上，大腿前緣也剛好接觸到座椅椅面。這樣能讓臀部、大腿與座面接觸面積最大，利於壓力分散、減少皮膚壓傷（壓瘡）的

發生。

常觀察到許多輪椅使用者都沒有調整好腳踏板，腳踏板時常縮到最短處。推測是購買後就直接使用，完全不知道可以調整。事實上許多輪椅廠商都有附贈簡易調整工具，方便使用者可以自行調整，若不會調整，可以請求銷售人員協助。

腳踏板太短是最常見的問題，會造成乘坐者坐姿前滑，座面的壓力只能藉由臀部小面積分散，容易產生皮膚壓傷。兒童或是身形較矮的成年人，可能會有腳踏板太長的狀況，若是無法調整，可能需要裁短或是踏板墊高方式處理。太長的腳踏板造成雙腳踩不到，重量壓迫在膝窩附近的大腿後側，容易壓迫神經血管造成腳麻。

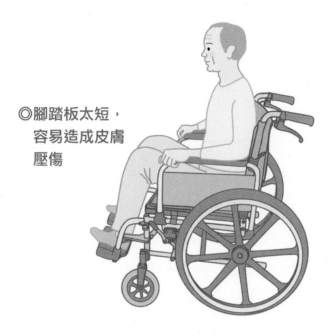

◎腳踏板太短，
　容易造成皮膚
　壓傷

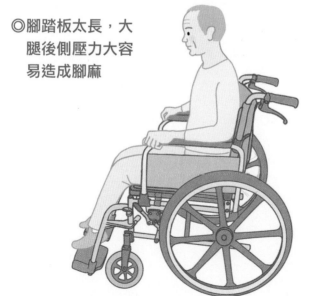

◎腳踏板太長，大
　腿後側壓力大容
　易造成腳麻

剛買新輪椅時要記得先調整腳踏板長度，可以請銷售人員協助，多數的輪椅也都有附贈簡單工具組，可以依說明書的指示自行調整。腳踏板長度調整好，才能輕鬆坐正，還可以減少壓瘡的發生喔！

影片：輪椅腳踏板長度怎麼調
https:// youtu.be/hT-xgWQa_no

輪椅骨盆帶位置正確才有效

輪椅骨盆帶，位置一定要能固定骨盆才能有效避免乘坐者前滑；常見的錯誤是安裝的高度太高，固定在乘坐者腰部或胸部，不但無法避免坐姿前滑，還會壓迫腹部，非常不舒服。正確的骨盆帶位置，應該在輪椅的座背靠骨架夾角附近，才能確實固定好骨盆。

◎ 正確的骨盆帶位置

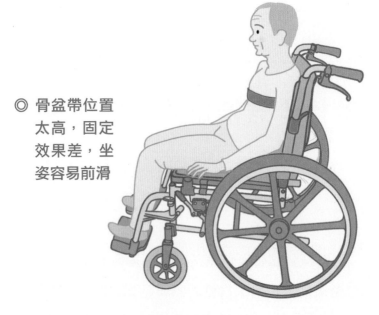

◎ 骨盆帶位置
　太高，固定
　效果差，坐
　姿容易前滑

　　輪椅骨盆帶應能快速調整長度，扣上後一拉就可以縮短。臨床上觀察到坊間許多骨盆帶扣環安裝錯誤，造成長度調整困難；好在許多扣環裝錯的狀況，只要拆下重新安裝即可。

 影片：簡單幫輪椅安裝骨盆帶
https://youtu.be/0Plk4hafYgY

 影片：原廠骨盆帶難用原來是裝錯
https://youtu.be/qchN5RAIPcc

鬆緊可調式背墊
滿足人體工學需求

　　有些輪椅背墊是鬆緊可調設計，主要是背靠有兩層，掀開上墊後，可以看到背墊是由好幾條的魔鬼氈織帶構成，調整魔鬼氈織帶的長度，就可以調整背墊的鬆緊與形狀，讓使用者更舒適。

　　許多照顧者不知道怎麼調整，甚至完全不知道這個功能，十分可惜。當魔鬼氈織帶都是全部拉緊的狀態時，就像一般普通平面的輪椅。

　　調整密技是先將所有魔鬼氈織帶適度放鬆，個案盡量向後坐滿，所有魔鬼氈織帶這時會呈現出個案背後的曲線；最重要的一步，是找出最佳支撐點，適度拉緊最佳支撐點處的那條魔鬼氈織帶，再將其他織帶順著使用者身體曲線浮貼黏好，最後蓋好上墊，專屬於個案曲面的背墊就完成了。大部分人的最佳背部支撐點，位置在後上髂棘處，要想找出最佳支撐點可以向前推撐個案的背部，模擬出不同位置的支撐狀態，再找出個案最舒服的位置就是最佳支撐點。

 影片：鬆緊可調背墊的調整方式
https://youtu.be/tpzmBPrZd0w

　　鬆緊可調背墊調整好後，輪椅背墊完全服貼乘坐者背部曲面，大大提高背部的支撐性與舒適度。對於嚴重駝背，脊椎後凸的個案，更應該選擇鬆緊

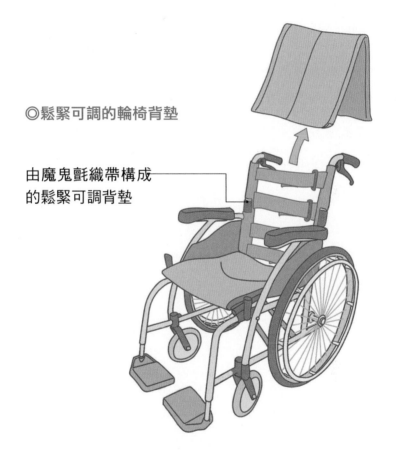

◎鬆緊可調的輪椅背墊

由魔鬼氈織帶構成
的鬆緊可調背墊

可調背墊，經過正確調整後的背墊，能更服貼脊柱
後凸的形狀，提供相對穩定、舒適的擺位。

購買輪椅時，非常鼓勵購買有鬆緊可調背墊的款式，價格並不會貴太多，有些品牌的輪椅，甚至是標準配備。部分廠商也提供鬆緊可調背墊加裝的服務，費用大約 1-2 千元。

　　鬆緊可調背墊，能讓使用者坐得舒服、坐得穩，是便宜又好用的配件。若不知如何調整鬆緊可調背墊，可洽詢各縣市輔具中心、物理治療師或輪椅經銷門市等。

輪椅加桌板
能做事也坐得穩

　　桌板，是輪椅使用者常使用到的配件，賣輪椅的醫療器材行也都可以買到，桌板兩旁有魔鬼氈的扣帶，可以把桌板固定在輪椅扶手上。裝上桌板的好處，可以讓乘坐者方便用餐、閱讀、寫字，還可以有穩定上半身的效果。原因是桌板提供穩定的一個平面，讓乘坐者上半身可以獲得穩定的支撐。

　　在訓練個案自己用餐時，若個案上肢控制能力不好，湯匙舀取入口困難，「調高」桌板高度能讓操作者更輕鬆。有些扶手高度可調，直接調高扶手，或直接在桌板下加厚墊，都能將桌板升高，更有效的幫助個案獨立進食的需求。

◎ 加桌板的輪椅

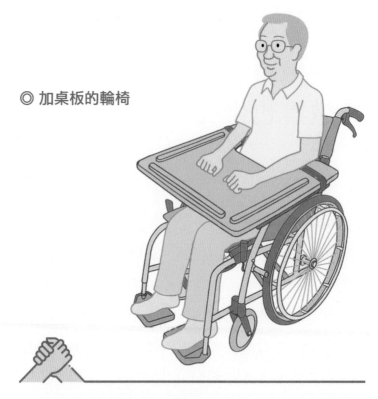

　　在一般販賣輪椅的醫療器材行就可以買到桌板，輪椅桌板價位約 500-1,000 元左右，能讓使用者坐得更穩、也可以直接在輪椅上用餐、閱讀、做事情……是便宜又好用的配件。

可拆掀扶手、靠腳
是轉移位秘密武器

　　所謂「利於轉移位設計」，主要包含兩個功能：
一是輪椅扶手可拆掀；二是輪椅的靠腳可拆掀。

　　針對站起有困難的使用者，利於轉移位設計的
輪椅，讓轉移位過程可以不用站起，直接以坐姿「側
向平移」來完成轉移位。

　　一般型的輪椅價位約 4-8 千元左右，符合長照
失能、身心障礙者，還能補助約 2-4 千元左右。

　　扶手、靠腳可拆掀的輪椅，價位約 7 千 -2 萬

元，符合長照失能、身心障礙者，還能補助約 7
千 -1.4 萬元左右，扣掉補助款後，不見得負擔更
多，的確是很實用、划算的輔具。

扶手可拆掀

　　具有扶手可拆掀功能的輪椅，仔細觀察、在扶
手跟輪椅骨架的交接處，會有開關或插銷，讓側邊
的扶手可以向後掀開或是整個拆掉，這樣的設計在
轉移位上下床時，只要輪椅側面盡量接近床面，床
面和輪椅座面的路徑就沒有阻礙，方便使用者不必
辛苦站起來，直接以「坐姿平移」就可以上下床了。

靠腳可拆掀

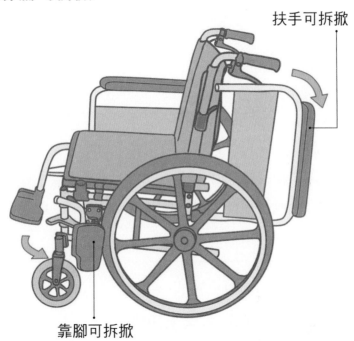

扶手可拆掀

靠腳可拆掀

　　使用輪椅時可仔細觀察，在靠腳與輪椅骨架交接處，有開關或插銷，讓靠腳可以向外掀開、拆掉，這樣使用者在轉移位時，腳部比較不會受到阻擋、

撞擊，造成受傷。輪椅靠腳可拆掀功能在收折時也可以減少體積，方便收入汽車行李廂等小空間內。

進行坐姿平移轉移位時，需注意床面高度的配合，除了輪椅外，「利於轉移位設計」也常運用在洗澡椅、便盆椅，因此購買此類產品時，可依需要選購。

站不起身長輩的坐姿平移轉位

床與輪椅之間的轉換，是日常生活最常發生的轉移位情況，如果個案長輩有能力站起來，應該鼓勵他自己站起來轉位，過程中可扶輪椅的扶手、床的圍欄，來協助平衡，照顧者只要在旁邊預防跌倒

即可，可以使用移位腰帶讓照顧者好施力也更安全。

　　如果個案是站起身有困難，但坐姿能力還不錯的長輩，只要使用扶手、靠腳可拆掀的輪椅，即使不站起來也能轉移位。方法是讓輪椅和床盡量接近，將輪椅靠腳、扶手先拆掀，此時只要挪動個案的臀部，便可以從輪椅的側面移位上下床。

　　移位時床面與輪椅的椅面高度越接近越好，如果使用可以調整床面高度的電動床更好；如果床面與輪椅椅面的縫隙過大，或路徑上有容易刮傷的突起物，可建議使用移位板或移位滑墊，作為縫隙的架橋與防刮傷護墊。

　　若是長輩無法自己完成，照顧者可在旁協助，建議在輪椅前方以高跪姿降低高度，身體方便讓長輩扶持，移位過程中若長輩卜滑也可直接阻擋。照顧者單膝跪地，靠近輪椅的另一腳彎起，可協助固定輪椅免於滑動。

◎照顧者以高跪姿在輪椅前方協助，可以穩定輪椅，讓長輩扶持、預防下滑

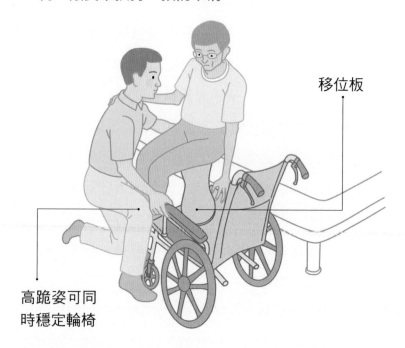

移位板

高跪姿可同
時穩定輪椅

　　有些長輩掌握不到坐姿下挪動臀部側移的技巧，照顧者可以幫他側向推動，推動方向正確，還有訓練誘發的效果。

◎誘發技巧是在臀部側方，以「斜上方」的方向推，
　這樣更容易誘發長輩做出挪動臀部側移的動作

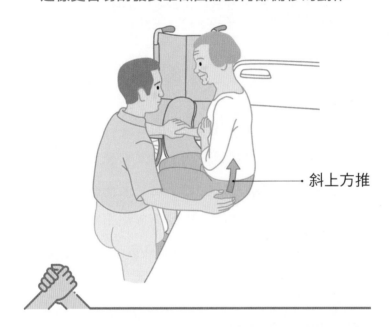

斜上方推

中風單側偏癱的長輩，轉移位的方向應該往健
側邊，這樣對長輩更好施力，也更為安全。

影片：使用利於轉移位設計的輪椅移位
https://youtu.be/Yv_yyWpO2JY

高椅背、有頭靠
可仰躺或傾倒的輪椅

　　一般常見的輪椅沒有頭靠配件，也不能夠向後仰躺，就像一般的家具椅子。如果乘坐者身體狀況較差，坐姿無法維持或耐力不足，坐在輪椅上很容易就東倒西歪、姿勢前滑、頭部無法支撐……這時候就應該更換使用高椅背、具有頭靠，而且可以「仰躺、傾倒」的輪椅。

可以仰躺、傾倒的輪椅

　　仰躺、傾倒的功能，讓乘坐者能向後依靠，頭部、軀幹的負擔減輕，上半身重量也能進一步分散到背部，讓臀部壓力減少。仰躺功能就是將輪椅背

靠向後，仰躺時輪椅座墊與背靠角度變大，乘坐者便可向後仰躺，絕大多數仰躺輪椅的腳靠也能抬高，這時候輪椅就像一張小病床。傾倒功能則是座墊與背靠的夾角不變，整個座椅系統向後傾倒。

　　仰躺、傾倒功能都可以增加乘坐者的背部支撐，也能有效舒緩臀部壓力。兩者相比，仰躺功能比較容易造成乘坐者前滑，但是能夠讓乘坐者舒展身體；傾倒功能讓坐姿擺位更為穩定，不易前滑，但是乘坐者身體姿勢只能維持屈曲狀態，無法獲得伸展。

　　要決定個案比較適合仰躺還是傾倒功能，需要考慮多方面因素，建議尋求物理治療師或相關專業人員評估。兼具仰躺與傾倒兩種功能的輪椅價位較高，但也兼具兩者的優點，更能適應不同狀況需求，舒適度當然更好。

◎仰躺功能的輪椅

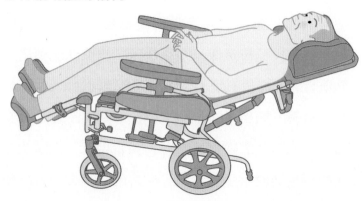

◎傾倒功能的輪椅

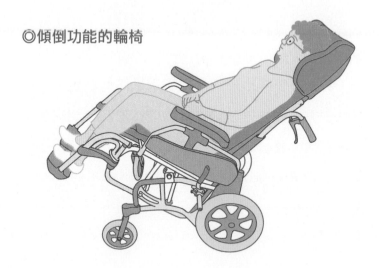

高椅背有頭靠可以仰躺、傾倒的輪椅價位約 1-2 萬元，符合長照失能、身心障礙者還能補助約 7 千 -1.5 萬元左右，其實扣掉補助款後，不見得比一般輪椅負擔多，這對於失能較重度的需求者幫助許多。

五招安穩入坐輪椅不前滑

　　坐在輪椅上，向前滑的不良姿勢是最常見的，這時候照顧者就必須協助個案重新擺位。首先應該先口頭提醒個案：「你往前滑了，再坐進去一點。」有些個案可以自己坐進去一點、應該多鼓勵他們自己完成，這樣才符合自立支援的功能最大發揮原則。

　　如果個案無法自己坐進去，蒐集臨床常用方法，我整理出坐進去輪椅的五招挪移技巧：一指神功、二肩擺盪、三膝鼎立、四手交扣、五體投天。這五招運用的順序也是如此，第一招有用、就盡量不用第二招，第二招成功就不用第三招……功能越好的長輩，盡量使用較前面的挪移招式，不但可以讓照

顧者輕鬆省力，還能進一步提升病患的自主能力。

一指神功

請乘坐者用雙手扶好輪椅扶手，上半身用力前屈，重點是讓乘坐者身體離開輪椅靠背，然後照顧者用手指輕點他的髕骨韌帶，同時出聲鼓勵：「坐進去。」因為以這姿勢坐進輪椅非常省力，而且容易用力，只要下肢還有力氣的個案，多半能自己坐進去。

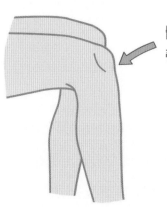

髕骨韌帶位置，刺激髕骨韌帶，誘發膝關節伸直反射

二肩擺盪

如果一指神功無效，改為引導個案的上半身，以體重左右轉移的方式，引導骨盆坐入，整個動作看起來是兩側肩膀在不時地左右擺盪。方法是：

- 先讓個案雙手扶好扶手，上半身前屈，身體離開輪椅靠背。
- 照顧者帶個案肩膀先靠一側，再引導另一側負重減輕的骨盆向後坐入。
- 引導肩膀靠向另外一側，引導對側骨盆再向後坐。

三膝鼎立

如果二肩擺盪也失敗，才改用此策略，這個方法較為依賴，個案主要是靠照顧者的力氣坐進輪椅。

- 照顧者用自己膝蓋頂個案的膝蓋推他進去；

這時個案是上半身前屈，身體離開輪椅靠背。

● 建議可以加條束帶固定個案的雙膝，照顧者會更好用力，病患的膝蓋也不會痛。

四手交扣

當前三招都失效——

● 照顧者可在輪椅後方，雙手穿過病患腋下去握住他的前臂；握住前臂的舒適度，會比環抱病患的身體好非常多。

● 讓他上半身前屈，身體離開輪椅靠背，輕輕向「後推」。注意，許多人會直覺向上拉，這樣效果差，費力又不舒服。若是高椅背、有頭靠的輪椅，等同後方有阻擋，無法用這個方法幫忙。

五體投天

專門針對高椅背、有頭靠的輪椅：

● 先盡量讓輪椅躺平、盡量向後傾倒。

● 照顧者在個案頭部的位置，利用仰躺傾倒後的地心引力協助，順勢將病患向上拉，借力使力輕鬆許多。

● 如果是一般無頭靠的輪椅，建議照顧者要先坐在椅子上，把輪椅煞車後，再將輪椅翹起倚靠在照顧者的腿上，借力使力順勢將病患向上拉，這個技巧要特別注意安全，避免輪椅翻覆，所以輪椅一定要固定煞車、照顧者也一定要先讓自己穩定坐好才開始操作。

影片：解決輪椅坐姿前滑的五招
https://youtu.be/RcP_wUOSvWg

第四章
推輪椅的技巧

自己推輪椅也能趴趴走

　　輪椅不只是張有輪子的椅子，因為有了加大的後輪，加上了手推圈，就可以讓乘坐者自己推行。市面上也有後輪較小，沒有手推圈的介護型輪椅，介護型輪椅將後輪縮小，體積重量都更為輕巧，更方便攜帶，但是乘坐者就無法自己推動。

◎ 設置手推圈適
　合乘坐者自己
　推行的輪椅

◎ 後輪較小，沒
有手推圈的介
護型輪椅

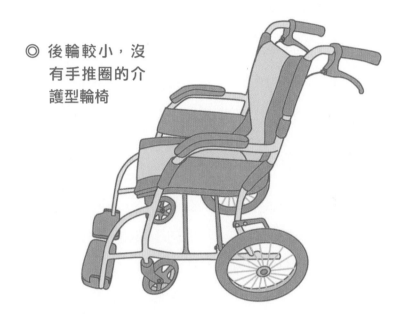

鼓勵乘坐者自己推輪椅

　　讓乘坐者能自己推輪椅，是非常重要的事，輪
椅使用者多半走路有困難，或是站起來行走有跌倒
風險，這時自己推輪椅，就是相對安全的移動方式。

　　坐在輪椅上，雙手推動輪椅比想像的還簡單，
雙手輕輕向前推，輪椅就會向前進；右手多推一些

輪椅就會向左轉；左手多推一些輪椅就會向右轉；也可以試著一手推一手拉，輪椅會原地轉圈；雙手向後拉，輪椅則可以倒退走。其實這是很直覺就能學會的技巧，就算完全沒接觸過的新手，幾乎五分鐘內就能學會。

　　學會了前進、轉彎、倒退之後，就可以在一般平地上安全移動了。這樣即使坐輪椅，但是不需要別人推，自己可以推到想去的位置，這尤其對於失能的長輩很重要，才不至於因為過度依賴，長時間靜坐在輪椅上，造成環境刺激太少而加速退化。

中風，自己也能單手、單腳，推輪椅

　　若是中風長輩，身體一側偏癱，只剩單手單腳可以操作，其實也是可以自己推輪椅的。這個技巧就是除了用好手推以外，還要讓好腳也落地，手腳並用操控輪椅。因為只用單手推輪椅，行進方向會

向一側偏斜，這時就要靠腳部引導方向，腳部向右邊推，就會把輪椅轉向左方；腳部向左邊推，就會把輪椅轉向右方。

　　單手單腳推輪椅時，腳底要能確實踩踏地面，因此輪椅選購時要注意，座面的高度不能太高。太高的座面腳底無法確實踩踏地面，造成方向控制困難，有些個案則會以坐姿前滑的不良姿勢代償，讓腳底得以觸地；所以應選擇座高較低的輪椅才適合。

　　有些輪椅骨架有預留座面高度調整的空間，可以請廠商的服務人員協助調整；如果已經買了座面高度太高的輪椅，只要高度不是相差太多，可以讓乘坐者穿鞋底較高的鞋，同樣能讓腳底確實踩踏地面。

　　單手單腳推輪椅不像雙手推那樣直觀、容易，但是只要一定時間的練習，就能慢慢掌握。訓練時要有耐心、多鼓勵長輩，花一點時間練習，不要太快放棄。

乘坐者自己推行輪椅需特別注意

　　「倒退通過」方式因為沒有協助者在後方維護，非常容易造成向後翻倒，因此下緩坡、下陡坡、下台階都應嚴禁使用「倒退通過」方式。因此許多障礙都須藉由「翹起前輪向前推」的方式克服，而此方式須有絕佳的輪椅操控技巧。因此遇到較為困難的障礙，輪椅乘坐者應請求他人協助。

影片：中風患者單手推輪椅
https://youtu.be/yuvl2XKo-L4

 影片：輪椅可否座高調整 大解密
https://youtu.be/bPCmbSZlPO8

協助上下緩坡
陡坡與崎嶇路面

　　照顧者協助個案推輪椅是很常見的動作，尤其面對高齡化社會，是許多為人晚輩必須面對，或志工訓練時重要課程。協助個案通過斜坡、台階、門檻、地面縫隙、崎嶇路面等，除了需要注意安全第一外，錯誤的行進方式常造成輪椅向前翻倒、乘坐個案滑落等突發危險，對照顧者來說不可不慎、不可不學。推輪椅通過各種路況與障礙，不外乎「直接向前推」、「倒退通過」，以及「翹起前輪向前推」三種方式。

在克服障礙的過程，有時會向前傾斜過大，為
避免乘坐者向前滑落，需要以「倒退通過」或是「翹
起前輪向前推」的方式通過障礙。

　　一般輪椅的前輪較小、後輪較大，部分障礙可
藉由「倒退通過」或「翹起前輪向前推」的方式，
讓較大的後輪來克服障礙，較為容易、也更安全。

緩坡

　　國內建築物無障礙設施設計規範中規定：無障
礙設施斜坡應小於 1:12 (約為 5 度角) 的比例。舉
例來說，就是一個 10 公分高的階梯若需安裝斜坡，
必須延長到地面至少 120 公分處。一般說來，小於
1:12，約為 5 度角的斜坡，可稱為緩坡，緩坡推輪

椅可以如同平地推行一樣，上坡、下坡都可以直接
正面向前推。若是乘坐個案有前滑的疑慮時，緩坡
下坡也可以考慮以倒退方式，但長距離的倒退走，
對照顧者來說操作較為辛苦，也有風險。

陡坡

坡度大於 1:12 的坡道可以稱為陡坡，陡坡推輪
椅較為吃力，一般來說，坡度大於 1：10 的坡道，
由乘坐者自己推行非常困難、且有危險，需要照顧
者從旁協助。

前推上陡坡

陡坡的上坡段，應直接正面前推，照顧者前推
好施力，乘坐者因坡度而略微後仰，姿勢上也較為
穩定。

倒退下陡坡

　　陡坡下坡時為避免向前傾斜過大，造成乘坐者向前滑，應以倒退的方式；倒退下陡坡時乘坐者略微後仰，姿勢上較為穩定。而且較陡的坡度所造成的下滑力量大，使用倒退方式，照顧者在較低處用「推」的方式，才能更有效的阻擋下滑力，以控制好輪椅。

　　陡坡下坡切不可以正面前推方式，會造成照顧者拉不住輪椅，難以控制陡坡所造成的下滑力。而且陡坡向前傾斜的方向，很容易有乘坐者前滑跌落的風險。

崎嶇路面

推輪椅到戶外，不免遇到崎嶇不平路面，照顧者推動會立即感覺非常吃力，許多較明顯的凹陷或隆起，造成輪椅前小輪很難越過，太用力推又會造成輪椅向前翻倒，怎麼辦呢？

崎嶇路面輕鬆倒退拉

遇到崎嶇路面時，試著換個方向，向後倒退用拉的方式，就會發現突然輕鬆許多，而且用力時也不會有向前翻倒的危險。這是因為輪椅後輪較大，比較容易克服崎嶇的地面情況，再加上照顧者向後拉的方式，產生了向後及向上的力量，向上的分力有助於克服崎嶇路面。

反觀照顧者若是用推的方式，產生的是向前與向下的分力，向下分力反而增加了克服崎嶇地面的

困難，而且容易造成輪椅向前翻倒。有些協助者會
用維持前輪翹起向前推的方式，克服崎嶇路面，這
方式雖然是用較大的後輪克服崎嶇路面，但是比較
有難度；因為在整個推行的過程中，要一直維持前
輪翹起的平衡有一定難度，且前推的力量所形成的
向下分力，增加了克服崎嶇路面的困難。

協助上下台階、過門檻、縫隙

　　照顧者協助推行輪椅時，如果遇到沒有設置斜坡的台階、地面突起的門檻，或是小水溝、月台縫隙等狀況，要怎麼克服？同樣要掌握的原則是：

　　以「倒退通過」方式避免乘坐者向前滑落。以「翹起前輪向前推」或「倒退通過」方式，讓較大的後輪來克服障礙。

高度 5-20 公分的台階

翹起輪椅前推上台階

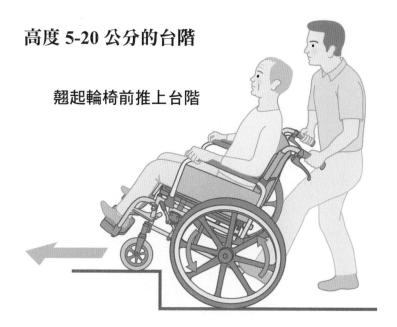

　　台階會阻擋輪椅的腳踏板、前小輪，讓輪椅無法前進，因此須先翹起輪椅。照顧者的腳先踏穩輪椅後下方的骨架，配合雙手在握把處下壓施力，即可翹起輪椅。維持輪椅翹起的狀態向前推，讓前輪先上台階後再放下，等後大輪抵住平台，照顧者再

繼續用力推，這樣的力道會讓後輪持續滾動，帶動
輪椅順利上台階。

倒退下台階

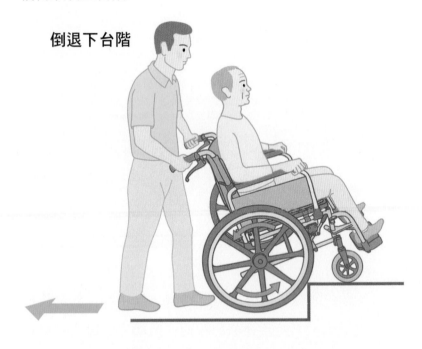

　　下台階要以倒退方式，讓後輪先下，向後傾的
角度會讓乘坐者較為穩定；再繼續倒退讓前小輪也
下台階。

　　若要以前推方式下台階，則須先翹起輪椅前輪，讓前小輪離地，讓乘坐者後傾、坐姿較穩定後，再推動輪椅讓後輪下台階；這個方式需要在過程中維持輪椅翹起的平衡，是比較有難度的技巧，只建議給進階的照顧者使用。千萬不可沒有先翹起，就直接前推輪椅下台階，會造成乘坐者向前滑落、甚至整台輪椅向前翻倒的風險。

輪椅這樣安全過門檻

　　用倒退拉的方式，讓後輪優先過門檻；因為輪椅後輪較大，可以輕鬆的滾動越過門檻，隨後的前輪小輪則因主要重量落在大輪上，小輪承重較少，加上照顧者拉力幫忙，所以也能輕鬆通過門檻。

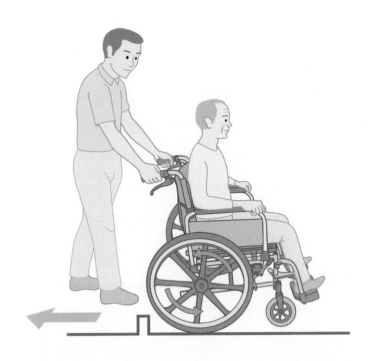

　　不論是居家或外出總有門檻要過，輪椅前進時門檻會阻擋到前小輪，造成輪椅向前翻倒，這是最常見的輪椅事故之一。這裡講的門檻高度，是小於5公分，太高的門檻還是難以克服，建議做無障礙修繕，降低門檻高度或門檻順平施工。

翹起前推過門檻

　　既然輪椅的前小輪會被門檻卡住，造成翻倒危
險，就以翹起前輪的方式，前小輪先越過門檻，之
後再讓較大的後輪滾動越過門檻。

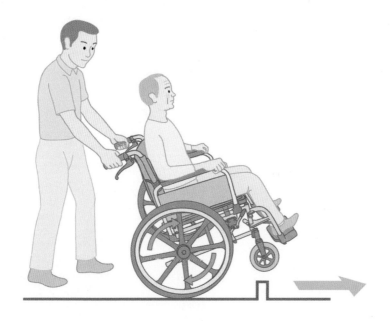

月台縫隙

　　高鐵、捷運車廂與月台之間的縫隙，或路上小水溝，是使用輪椅代步出門常遇到的狀況之一，當輪椅前進時前小輪會掉入縫隙中，造成輪椅向前翻倒，如乘車時遇到月台常見的縫隙要怎麼安全克服？這裡講的縫隙是寬度小於 5 公分的地面縫隙，太寬的地面縫隙還是要閃避。

倒退過地面縫隙

　　用倒退拉的方式，讓後輪優先過地面縫隙；因為輪椅後輪較

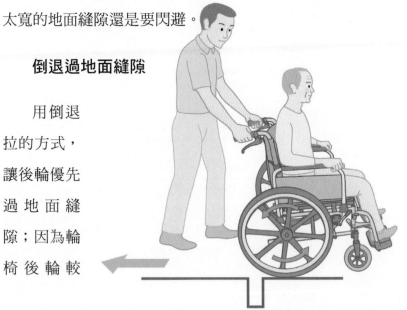

大，可以輕鬆的跨過地面縫隙，隨後的小輪則因為主要重量落在大輪上，小輪承重較少，再加上照顧者的拉力幫助，所以能輕鬆通過地面縫隙。

翹起前輪推過地面縫隙

既然輪椅的前小輪會掉進地面縫隙，造成翻倒危險，就以翹起前輪的方式，讓前小輪先越過地面縫隙，再讓較大的後輪輕易滾動，越過地面縫隙。

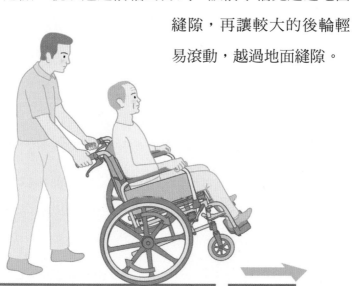

雙人協助輪椅上下樓梯

很多「高齡」老公寓住著「高齡」老人家，在沒有電梯、沒有斜坡的情況下，該如何用比較輕鬆的人力協助方式，幫坐輪椅的個案上下樓梯呢？這個技巧不容易，必須兩個人同時齊心協力，這兩個人必須經過訓練，而且要十分熟練上下樓梯的技巧，因為輪椅上下樓梯是有一定程度的風險。

上下樓梯的過程輪椅都是翹起的狀態，背對樓梯大輪要靠著樓梯的梯角；兩位協助者一位在後方緊握住手柄把手，另一位在前方，握穩輪椅腿靠的骨架。

上樓比較費力，後方的協助者握住把手向後向

上拉，前方協助者握住輪椅腿靠骨架，向前向上推，後輪在梯角處為支點，輪椅受力使得後輪滾動上樓梯。這樣的技巧在借力運用後輪的滾動，而非用蠻力抬輪椅，這樣會輕鬆許多，而且每上一階，都可以停留休息一下。

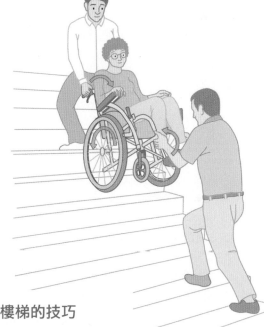

影片：輪椅上下樓梯的技巧
https://youtu.be/Yv_yyWpO2JY

照顧者依不同環境，協助推輪椅的安全模式

	前推	後退	翹起前推
上緩坡	○	不適用	不適用
下緩坡	○	費力	不適用
上陡坡	○	不適用	不適用
下陡坡	危險	○	不適用
上 5-20 公分平台	不適用	不適用	○
下 5-20 公分平台	危險	○	需熟練技巧
過 0.5-5 公分門檻	危險	○	○
地面縫隙	危險	○	○
崎嶇路面	危險	○	費力 需熟練技巧

備註：依「無障礙法規」規定：坡度小於 1：12（約 5 度角）是「緩坡」。坡度大於 1：12 則稱為「陡坡」。

第五章

電動輪椅、電動代步車

電動輪椅
選「輕便型」還是「馬力型」

選購電動輪椅前要做的功課，首先要確定是要買「馬力充足」，比較可以克服崎嶇路面的款式？還是要買「輕便可收折」的款式？

馬力充足的電動輪椅，比較能克服崎嶇路面，多半附帶避震懸吊系統，座椅也較為舒適，有些還可以躺下休息；缺點是體積大，也無法收折。電動輪椅單次電池充飽的續航力，大約 20 公里上下，臺灣法規規定電動輪椅出廠最高速限為 10 公里 / 小時。所以若需較遠程的公路交通，無法收折的電動輪椅，必須預約具有升降機的復康巴士幫忙載運。

近年來電池科技進步許多，許多輕便可收折的

電動輪椅，可以快速收折後，放入自家轎車的行李廂。大大方便了電動輪椅的遠程載運問題。若是使用者主要在平坦地面、短距離使用，又不需要特別的仰躺、擺位座椅，可以選購輕便可收折的款式。若是使用者每天行駛的距離遠，又可能路經崎嶇路面，或是座椅需要仰躺、傾倒功能，就必須選用馬力充足的電動輪椅了。

　　市面上常見的電動輪椅價位約 5-8 萬元，只要符合身心障礙身分還能補助約 2.5-7.5 萬元，長照則補助月租金額度 2,500 元，大大減輕使用者的經濟負擔。

安全使用電動輪椅的訓練

　　電動輪椅自帶動力，使用者只要學會操作，就能輕鬆到達遠處的目的地。一般電動輪椅主要是以手搖桿方式操作，搖桿所需要的動作很小，因此即使上肢肌力不足、動作幅度障礙的個案也可能使用。

　　在臺灣，電動輪椅的使用族群主要是身心障礙朋友，其實也值得鼓勵失能長輩使用，只要長輩認知能力佳，訓練後可以安全操作，電動輪椅能大大提升長者活動範圍，增進生活功能與生活品質。

電動輪椅操作不良時會有危險，除了找空曠場地練習外，照顧者應隨時待命在搖桿旁，當發生危險狀況時，立刻將個案的手撥開，電動輪椅就會自動煞車。

　　許多人以為照顧者只要在後面拉住電動輪椅減速就可，但是因為輪椅的動力強大，根本無法停下，反而十分危險，這要特別注意。

　　有些個案因為手部張力控制困難，緊張時反而會緊抓搖桿不放造成危險。這樣的狀況其實可以建議個案不必「握」住搖桿，握著拳頭用上肢末端去推動搖桿，這樣緊張時就可以馬上脫離。

◎照顧者需站在搖桿旁，危險時才能即時撥開個案
的手讓電動輪椅停下

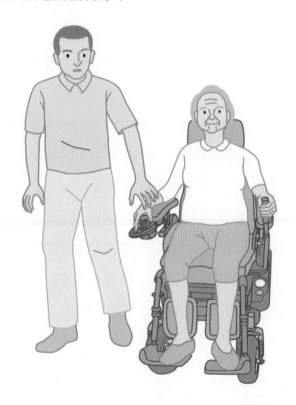

照顧者需學會斷開離合器

照顧者站在搖桿旁邊，直接用手握住搖桿操控電動輪椅。這是非常有用、方便的技巧，但是需要練習，建議照顧者先在安全空曠的地方自我訓練。當個案遇到困難的路況無法通過時，熟練此技巧的照顧者，就可以立刻接手搖桿，操控電動輪椅通過困難路段。

只要放開搖桿，電動輪椅便會自動煞車，這樣的設計確保斜坡上行駛的安全，讓電動輪椅不會因失控而下滑，但也造成在一般狀態下，協助者無法推動電動輪椅。

每一輛電動輪椅都有「離合器」的設計，有些裝設在輪胎軸心上，有些在馬達齒輪的附近。斷開離合器就阻斷了電動輪椅的動力系統，即使馬達啟動，動力也無法傳送，這時電動輪椅也會沒有煞

車，照顧者就可以直接推動。電動輪椅訓練過程總會遇到困難路段，當個案技巧無法通過，協助者可以斷開離合器，以推行方式通過。當電動輪椅發生故障時，也是要斷開離合器，才有辦法推行的。

利用觸覺引導幫助學習

若是照顧者已經能夠在旁邊操控好電動輪椅，就可以進一步用「觸覺引導」來訓練個案的操控技巧。訣竅在於要引導個案自己做出動作，協助者不要緊抓著個案的手，要盡量讓個案自己控制搖桿，協助者盡量只在關鍵的時候提醒，引導過程也要適時給予口語提醒、視覺提示。

觸覺引導技巧比較難以掌握，建議可以找位朋友，請他閉上眼睛、手握搖桿，而你在旁邊用觸覺、口語的方式引導。練習一段時間之後，會發現在你的引導下，朋友即使閉上雙眼也可以安全繞過

各種路障。當朋友可以藉由你的觸覺、聲音安心操
控電動輪椅，那就表示技巧有進步了。

 影片：電動輪椅操控教學技巧
https://youtu.be/FaBlYpm8uk0

電動代步車要能走路才合適

　　電動代步車較適合室外使用，是用雙手轉動龍頭的方式轉向，因為龍頭阻擋在前方，用餐或做事時就不能直接駛進桌面取代椅子。相較於電動輪椅，所需要的迴轉空間較大，比較不適合在狹小的室內空間。正因為如此，使用電動代步車的個案，建議至少應該具備室內的行走能力，電動代步車停在外面，進室內就靠自己步行。而且所有的無障礙的空間規範，都是以輪椅訂定，像是無障礙廁所、電梯、走道轉彎處等情況，對於電動代步車的使用者，無障礙空間都略顯不足，因此電動代步車比較建議使用在戶外，作為中長距離的代步工具。

市面上常見的電動代步車價位約 3-6 萬元，只要符合身心障礙身分還能補助約 1-2.5 萬元，長照則補助月租金 1,200 元，大大減輕使用者的經濟負擔。

電動代步車底盤大能克服崎嶇路面
續航力也高於電動輪椅

臺灣法規規定，電動代步車的出廠最高速限為 10 公里 / 小時，與電動輪椅相同。但是與電動輪椅相比，電動代步車底盤較大，比較能克服崎嶇路面，續航力略高於電動輪椅，價位也較便宜，電動代步車有置物籃、遮陽棚、遮雨罩等配件可供選擇。外型上，許多長輩也會比較喜愛電動代步車。電動代步車也有輕便可收折的款式，可以快速收折

後，放入自家轎車的行李廂，大大方便了遠程載運問題。若是平時不需要長距離使用的長輩，可收折的電動代步車也是不錯的選擇。

　　與電動輪椅相同，電動代步車也有離合器的設計，使用者只要放開動力撥桿，就會自動煞車，也確保了在斜坡上不會失控下滑。若是遇上需要人力推車的情況，譬如故障，就要解除離合器。

　　電動輪椅、電動代步車，都屬於衛福部公告的醫療器材，在交通法規中路權等同行人，而非車輛，可於人行道、騎樓行駛；但在道路上須靠邊行駛，不能行駛於馬路中央。

後記
一定要知道的各種輔具
補助資源

長照輔具補助

補助對象

- 65 歲以上老人。

- 領有身心障礙證明 (手冊) 者。

- 55-64 歲原住民。

- 50 歲以上失智症者。

符合以上身分，且經評估長照失能等級（CMS 等級 2 級以上，CMS 等級共 8 級，0 級為沒有失能，8 級為最重度失能，只要 2 級以上失能即可符合補助對象，等級資訊可電話直撥 1966 詢問。

補助額度

3 年內，最高 4 萬元額度。

申請窗口

- 電話直撥 1966：全國長照專線。
- 各縣市長照中心。
- 各大醫院出院準備服務中心。
- 縣市輔具資源中心。

身心障礙者輔具補助

補助對象

- 領有身心障礙證明者。
- 若尚未取得身心障礙證明的個案，需先進行鑑定。

補助額度

兩年內最多補助 4 項輔具。

申請窗口

- 各縣市輔具資源中心。
- 各鄉鎮市區公所。

相關補助規定、辦法

- 身心障礙者輔具費用補助基準表。
- 身心障礙者醫療費用及醫療輔具補助標準表。
- 身心障礙者輔具費用補助辦法。
- 身心障礙者醫療復健所需醫療費用及醫療輔具補助辦法。

特殊教育輔具提供

補助對象

在學之特殊教育學生。

提供方式

完全免費，向教育單位借用。

申請窗口

● 所就讀之學校（含學前幼教、國中小）。

● 各縣市特教資源中心。

● 大專校院及高中職肢障、視障、聽語障學生教育輔具中心。

教育輔具資源採借用方式，對學生來說完全免費，但輔具本身屬於教育單位財產，並非學生個人所有。使用地點應以在學校為主，部分輔具若有課後使用之需求，放學後可隨學生返家；寒暑假時間若需家中使用，亦可提出借用申請。

學生畢業繼續升學，輔具亦可轉銜至下個求學階段。若畢業後已不繼續升學，教育輔具則需回

收，若該教育輔具過於量身訂製，回收後已無法提供其他學生使用，則可申請繼續借用或直接贈與學生使用。

職務再設計輔具補助

補助對象

- 僱用身心障礙員工之公、民營事業機構、政府機關、學校、團體及職業訓練機構。
- 身心障礙自營作業者。
- 公、私立職業訓練機構。
- 接受政府委託辦理職業訓練之單位。
- 接受政府委託或補助辦理居家就業服務之單位。
- 部分就業輔具得由身心障礙者個人提出申請。

服務項目

● 改善職場工作環境：指為協助身心障礙者就
業，所進行與工作場所無障礙環境有關之改
善。

● 改善工作設備或機具：指為促進身心障礙者
適性就業、提高生產力，針對身心障礙者進
行工作設備或機具之改善。

● 提供就業所需之輔具：指為增加、維持、改
善身心障礙者就業所需能力之輔助器具。

● 改善工作條件：指為改善身心障礙者工作能
力，所提供身心障礙者必要之工作協助，包
括提供身心障礙者就業所需手語翻譯、聽打
服務、視力協助或其他與工作職務相關之職
場人力協助等。

● 調整工作方法：透過職業評量及訓練，按身

心障礙者特性，分派適當工作，包括：工作重組、調派其他員工和身心障礙員工合作、簡化工作流程、調整工作場所、避免危險性工作等。

申請窗口

● 勞動部勞動力發展署

免付費電話：0800-777888

● 專責官網

https://jobacmd.wda.gov.tw/DJOB_WEB/

職災勞工輔具補助

補助對象

勞工遭遇職業傷害，或罹患職業疾病。

補助額度

除人工電子耳、點字觸摸顯示器及桌上型擴視機外，每年以補助四項輔具為限，補助總金額每年以新臺幣六萬元為限。

申請窗口

勞動部職業安全衛生署，職災勞工保護組第二科，洽詢電話：02-8995-6666 分機 8287。

相關補助規定、辦法

職業災害勞工輔助器具補助標準表。

國家圖書館出版品預行編目（CIP）資料

物理治療師教你行動輔具怎麼選怎麼用／
楊忠一 .-- 初版 . -- 臺北市：大塊文化, 2019.11
　　面；　公分 . -- （Care ; 66）
ISBN 978-986-5406-27-1（平裝）

1.科技輔具　2.購物指南

418.935　　　　　　　　　　　108017061

CARE
Good Care ,
Good Living

CARE

Good Care ,
Good Living

CARE
Good Care ,
Good Living

CARE
Good Care,
Good Living